Bischko

Wissenswertes über Akupunktur

Wissenswertes über
Akupunktur

Von Prof. Dr. med. Johannes Bischko

3., durchgesehene Auflage

HAUG

Karl F. Haug Verlag · Heidelberg

Die Deutsche Bibliothek - CIP-Einheitsaufnahme

Bischko, Johannes:
Wissenswertes über Akupunktur / von Johannes Bischko. -
3., durchges. Aufl. - Heidelberg : Haug, 1998
Bis 2. Aufl. u.d.T.: Bischko, Johannes: Wissenswertes für Patienten über Akupunktur
ISBN 3-7760-1675-2

ISBN 3-7760-1675-2

Umschlagphoto: PhotoDisc®
Umschlaggestaltung: WSP DESIGN, 69120 Heidelberg
Satz: H&S Fotosatz GmbH, 68775 Ketsch
Druck und Verarbeitung: Wilhelm Röck, Graph. Betriebe, 74189 Weinsberg

Inhalt

Vorwort

Lange Zeit habe ich mich geweigert, ein Buch für Patienten zu schreiben, weil ich dachte, der intelligente Patient würde sowieso fragen. Nun, das tut er auch. Aber er fragt nicht nur den Arzt, sondern ebenso viele andere Leute. Die meisten Menschen fühlen sich geehrt, wenn man ihren Rat erbittet und erteilen ihn gern. Wenn jemand anscheinend die gleiche Krankheit gehabt hat und durch eine bestimmte Behandlung wieder gesund wurde, dann empfiehlt er diese Behandlung auch weiter. Als Leidensgenosse ist er scheinbar eine echte Auskunfts-, ja Bezugsperson und genießt meist größeres Vertrauen als der Arzt.

Leider ist das aber nicht immer angezeigt. Als altgedienter Arzt und einer der dienstältesten Akupunkteure im deutschen Sprachraum wurde ich von vielen Kollegen und von noch weit mehr Patienten gebeten, einmal ein Buch nur für Patienten zu schreiben, die in irgendeiner Form mit Akupunktur behandelt werden.

Sicher wird mir das manche Schwierigkeiten einbringen, aber ich glaube doch, man sollte die Menschen hier im Westen über eine ursprünglich fernöstliche und daher unserem Kulturkreis fremde, oft sogar mystisch erscheinende Heilmethode näher informieren.

Vor etwa 28 Jahren wurde ich einmal zur Berichterstattung über Akupunktur zu unserer damaligen obersten Gesundheitsbehörde eingeladen. Der Chef des Ressorts fragte mich ohne Umschweife: „Sind Sie der, der den Patienten 20 cm lange glühende Nadeln mit dem Hammer in den Körper schlägt?" Diese Frage mußte ich absolut verneinen, und wir beide begannen darüber nachzudenken, wie es zu dieser Aussage gekommen sein könnte.

„Gerüchte", die sich um die Akupunktur ranken

Wenn man weiß, daß Patienten gar nicht selten mit ihren Leiden Eindruck machen wollen, kommt man der Sache schon näher. In jeder Erzählung werden die Vorgänge drastischer geschildert, die eingestochenen Nadeln werden immer länger. Mehr als 20 cm nimmt aber auch der gläubigste Zuhörer nicht mehr hin. Dann werden die Nadeln immer mehr erhitzt, bis sie glühen. Als höchste Steigerung werden sie dann mit dem Hammer eingeschlagen.

Es wäre nun einfach, alle Schuld dem Patienten aufzubürden. Aber das stimmt nicht ganz. In China wurden den Patienten wirklich solch lange Nadeln subkutan eingeführt (also unter die Hautoberfläche), etwa entlang des ganzen Unter- oder Oberschenkels; eine gefährliche und unnötige Tortur. Es gibt Gründe, weswegen unser Institut nicht alle aus China kommenden „Neuheiten" anwendet.

Es mag schon sein, daß diese Methode in Einzelfällen wirksam sein kann, aber warum so ein Risiko eingehen, wenn es auch einfacher geht und höchstens ein wenig länger dauert.

Moxa, die Wärmebehandlung in der Akupunktur

Es gibt auch die Behandlung mit Wärme in der chinesischen Akupunktur, wir nennen sie Moxibustion oder Moxa. Das sind Brennkegel aus getrocknetem Artemisiakraut, die entweder direkt auf der Haut entzündet, oder als Scheiben auf den Kopf der eingestochenen Nadel aufgesetzt und angezündet werden. Dies ist keine schlechte Methode, denn sie bringt Wärme in tiefere Körperschichten, die z.B. von einem Thermophor nicht erreicht werden können. Allerdings entsteht dabei die Gefahr von Brandblasen und ein fürchterlicher Gestank. Daher verwendet man heute Geräte, die die Wärme geruchlos über Lichtleiter zuführen und keine Verbrennungen verursachen.

Schließlich fehlt noch der Hammer. Auch den gibt es in China. Er dient aber nicht zum Einschlagen der Nadel, sondern hat als Kopf eine Reihe von kurzen Einzelnadeln. Er wird „Pflaumenblütenhämmerchen" genannt und bewirkt eigentlich einen Massagereiz, da die Nadeln die Haut nicht durchdringen sollen. Er wurde und wird hauptsächlich zur Behandlung von Kindern und sensiblen Personen verwendet.

Soviel zum Hintergrund einiger „Gerüchte", die sich um die Akupunktur ranken.

In vielen Zeitschriften hat es sich eingebürgert, über medizinische Probleme ausführlich zu berichten, oft auch bebildert und unter Nennung von Kapazitäten im entsprechenden Bereich. Ich persönlich halte das für keine gute Entwicklung, auch nicht für hilfreich. Der Patient kann ja nur einige Symptome übernehmen: Schmerz (oft nicht dort, wo er eigentlich seinen Ursprung hat), Fieber, veränderte Hautfarbe, Erbrechen, Durchfall oder Verstopfung, Hautveränderungen (Bläschen, Geschwüre usw.), Schluckbeschwerden, Tränen der Augen usw., um nur einige zu nennen. Aber von diesen Symptomen (es sind insgesamt nicht mehr als dreißig) treten eines oder mehrere bei praktisch allen Erkrankungen auf. Schluckbeschwerden können beispielsweise nervös bedingt sein, aber auch auf eine Angina oder Diphtherie und viele andere Krankheiten, bis hin zum Krebs, hinweisen.

Medizinische Aufklärung in der Boulevardpresse ist wenig hilfreich

Daher sollte Medizin, so auch die Akupunktur, wirklich nur vom Arzt betrieben werden. Er kann die Ursache dieser Symptome feststellen und dann auch beseitigen (soweit möglich) und sich nicht nur um die Symptomatik kümmert.

Ich bin von Beruf Chirurg – wir sind gewohnt, nur das als Krankheit anzuerkennen, was wir sehen oder fühlen können. Wir kümmern uns aber mehr um die Behandlung der Ursache als um die Symptome. Beispielsweise treten bei einer akuten Blinddarmentzündung anfangs Schmerzen in der Nabelgegend auf (nicht am Ort des Wurmfortsatzes, wie man genauer sagen müßte), weiterhin Brechreiz bis zum Erbrechen, etwas Fieber, allgemeines Krankheitsgefühl. Würde ein Arzt nun Morphium gegen die Schmerzen und zur Ruhigstellung des Magen-Darmtraktes geben, ein fiebersenkendes Mittel und ein Psychopharmakon, so könnte er damit die Beschwerden rasch beseitigen, würde aber die Krankheit selbst nicht beeinflussen. Dieser Wurmfortsatz würde zumeist ohne Beschwerden durchbrechen, eine „Bauchfellentzündung“ würde auftreten, und es bestünde eine hohe „Chance“, daran – allerdings fast beschwerdefrei – zu sterben. Ein Arzt, der so etwas täte käme ins Gefängnis.

Behandlung der Ursache, nicht allein Beseitigung der Symptome

Auch die Akupunktur kümmert sich vornehmlich um die Ursache einer (auch oder zumeist) chronischen Erkrankung, weniger um die Symptomatik.

Diese Fakten möchte ich in diesem Buch besonders hervorheben. Wenn es gelingt, den Patienten dazu zu bewegen, sich Gedanken über sein Krankheitsbild zu machen, um diese seinem Arzt beim Besuch mitteilen zu können, so wären von beiden Seiten gute Voraussetzungen zur Behandlung geschaffen. Die Absicht des Buches liegt darin, den Leser darüber zu informieren, ob und in welchem Ausmaß Positives für ihn in der Akupunktur steckt, wann sie etwa angezeigt sein könnte und wann nicht.

Vor etwas möchte ich vorab noch warnen. Man liest viele Beispiele, die einer gewissen Komik nicht entbehren, z.B. Dinge, die in der ärztlichen Praxis vorkommen. Etwas, was man schmunzelnd zur Kenntnis genommen hat, bleibt aber eher hängen als das tierisch Ernste. Es ist ja doch eine der vornehmsten Aufgaben eines Arztes, dem Patienten die Angst vor der großen „Unbekannten", der Krankheit, zu nehmen. Die heute von den Juristen empfohlene absolute „Aufklärung bis ins Detail" bei jeder Krankheit, wird von den meisten Ärzten, so auch von mir (von Einzelfällen abgesehen), nicht für gut geheißen. Denn Angst ist in gesunden und kranken Tagen der schlechteste Wegbegleiter des Menschen.

Kurze Geschichte der Akupunktur in China von den Anfängen bis heute

Niemand kann genau sagen, seit wann es Akupunktur gibt. Es scheint, daß sie im Fernen Osten immer da war. Das grundlegende Buch *Nei Jing Huan Ti,* bezieht sich auf einen sagenhaften „Gelben Kaiser", der knapp 3000 Jahre v. Chr. gelebt haben soll. Er interessierte sich angeblich besonders für medizinische Probleme und führte mit seinem Leibarzt lange Gespräche, die in Form von Lehrgedichten festgehalten und viel später auch schriftlich niedergelegt wurden.

Die chinesische Philosophie als Grundlage der Akupunktur

Es gibt heute noch Schulen in Ost und West, die diese Ausführungen als Grundlage ihrer Lehre und Therapie benutzen. Sicherlich ist ein so langes Erfahrungswissen auch für den Patienten etwas Gutes. Die Sache hat aber mehrere Haken:

Verständnisschwierigkeiten des Westens für die fernöstliche Philosophie

Es gab in jener Zeit noch keine Naturwissenschaft, wie sie heute eigentlich die Basis der Medizin darstellt. Statt dessen wurde damals die einzige existierende Wissenschaft herangezogen, nämlich die chinesische Philosophie. Diese aber ist uns im Westen völlig fremd. Zwei Beispiele dazu:

Ein Fels ist für uns das Sinnbild für Festigkeit, des ewigen Fundaments. Für die Chinesen aber ist er ein Sinnbild der Dekrepidität, er kann nur verwittern, verfallen. Beide Ansichten aber sind richtig. Denn in der Praxis haben wir recht (ganz Manhattan steht auf einem einzigen Felsen), streng theoretisch aber die Chinesen (siehe Geröllhalden, Muren usw.).

Ein See ist für uns der Inbegriff der Lieblichkeit. Für die Chinesen aber der der Kraft der „Schale", die diese ungeheure

Wassermasse zusammenhält. Auch uns im Westen überkommt diese Vorstellung beim Anblick einer Staumauer.

Im Laufe der Jahrhunderte wurde immer mehr Philosophie in die Akupunktur eingebracht, so daß man später eigentlich alles mit allem erklären konnte. Aus religiösen Gründen haben die Chinesen kaum Leichenöffnungen vorgenommen, auch die Chirurgie beschränkte sich vornehmlich auf die Eröffnung von Abszessen usw.; man würde heute sagen, man betrieb eine septische Chirurgie. Die Vorstellung der Organe war daher spekulativ, für uns heute manchmal sogar skurril. Über die Funktion derselben hingegen wußte man schon ganz gut Bescheid.

Die Begriffe *Chi* und *Yin* und *Yang*

Zur Funktion hielten mehrere philosophische Begriffe her, so etwa *Chi,* die Lebensenergie. Sie wurde damals definiert als die Summe aller Lebensäußerungen. (Auch heute verwenden wir diesen Begriff, z.B. „seine Lebenskraft ist erloschen, er hat keinen Lebenswillen mehr, usw.“, lauter gebräuchliche Aussagen, für die jedoch bis heute keine echten wissenschaftlichen Unterlagen existieren.)

Diese allgemeine Lebenskraft bestand nun aus zwei Teilen, die wiederum mit philosophischen Begriffen bezeichnet wurden: dem *Yang* und dem *Yin. Yang* ist der Tag, das Helle, das Männliche, *Yin* die Nacht, das Dunkle, das Weibliche. Im Gegensatz zu unserer Medizin hat die alte chinesische den Begriff Gesundheit schon damals genau definiert, nämlich als möglichst ausgewogenes, aber immer labiles Gleichgewicht zwischen *Yang*- und *Yin*-Einflüssen. Unsere Medizin hier ist auf der Pathologie (der Lehre von den Krankheiten) aufgebaut, daher gab es auch keine Definition der Gesundheit. Erst vor wenigen Jahren hat die Weltgesundheitsorganisation (WHO) Gesundheit definiert, jedoch kaum medizinische, sondern weit mehr soziale Belange betreffend.

Gesundheit damals definiert als (labiles) Gleichgewicht zwischen Yang- und Yin-Einflüssen

In der modernen Akupunktur verwenden wir die Ausdrücke *Yang* und *Yin* immer noch, wenn auch in etwas anderem Sinne.

Die Basis unserer Akupunktur ist nämlich die Pathophysiologie, d.h. das Funktionieren des Organismus in typischer Weise bei bestimmten Erkrankungen.

Dies scheint uns auch eine gute Basis zu sein, denn es gibt einen alten, weisen lateinischen Spruch: „medicus curat, natura sanat, der Arzt kuriert, (nur) die Natur heilt!“

Mensch, Tier und Pflanze müssen Eigenheilungsmöglichkeiten haben, sonst wäre diese Erde ohne jedes Leben. Wir verwenden also heute in der Akupunktur den Begriff Yang für die Überfunktion, die Anregung des sympathischen Nervensystems (das am Tage regiert und alles antreibende in uns darstellt). *Yin* hingegen ist der Ausdruck der Funktion des Vagus oder parasympathischen Systems, das besonders nachts wirksam ist und vor allem hemmend wirkt.

Yang wirkt anregend, Yin hemmend

Wir erkennen daraus, daß die alte Überlegung der Funktion (nicht der Art) der Organe durchaus auch der heutigen entspricht, ja es gibt eine Unzahl von Medikamenten, die auf diese oder jene Weise antreibend oder hemmend wirken. Der Unterschied besteht nur darin, daß in unserer westlichen Medizin dem Patienten Präparate gereicht werden, die zwar ihre Wirkung entfalten aber schwierig zu dosieren sind.

Die Akupunktur benützt keine Zufuhr äußerer Stoffe, sondern trachtet, durch den Nadeleinstich an bestimmten Punkten, den Organismus zu bewegen, sich selbst zu regulieren. Daher kommt es auch nicht zu einer Über- oder Unterdosierung, sondern nur zu einer möglichst idealen Ausgewogenheit.

Die Meridiane und die Pulstastung

Jetzt kommt der Haupthaken. Diese Über- oder Unterfunktionen betreffen nicht immer den gesamten Organismus, sondern einzelne Organe oder Funktionen desselben. So hat beispielsweise ein vom Schlaganfall Ereilter meist normale Verdauungs-, Herz-, Atmungs-, Nierenfunktionen usw.; nur Arm und/oder Bein kann er nicht entsprechend bewegen und hat Schwierigkeiten mit der Sprache usw. Das wußten auch die alten Chinesen. Sie teilten daher den Organismus in 14 Leitlinien (später Meridiane genannt) ein, die Beziehungen zu verschiedenen Organfunktionen haben sollten. Sie behaupten auch, daß im Gehalt von *Yang* und *Yin*, je nach Erkrankung, ein Überfluß oder Mangel vorherrschen müsse, der auch in einer komplizierten Form der Pulstastung feststellbar sei. Dies ist der schwierigste Punkt in der modernen Akupunktur. Denn wir haben keine schlüssigen Beweise, daß dem *immer* so ist, Einzelfälle darf man nicht zur Regel machen. Man kann allerdings aufgrund üblicher Untersuchungen auch auf Fehlfunktionen kommen, ohne daß man der subjektiven, vom persönlichen Tastsinn sehr abhängigen, chinesischen Pulstastung ausgeliefert ist.

Pulstastung als (subjektive) Untersuchungsmethode von Fehlfunktionen

Die Pulstastung wurde früher auch an zwölf verschiedenen Arterien durchgeführt, war also sichtlich das, was man heute ein *Gefäß-check-up* nennen würde. Erst in der Dekadenz Chinas wurde diese Information nur von einer Arterie am Handgelenk gewonnen, wie wir das heute üblicherweise tun. Auch die alten westlichen Ärzte maßen übrigens einer genauen Pulsuntersuchung größte Bedeutung bei.

Die chinesische Klassik im Spiegel der modernen Medizin

Wie kann man sich nun abschließend über die chinesische Klassik äußern?

Sie ist sicher ein ungeheures Erfahrungsgut, das ungemein wertvoll ist. So könnte man sagen, daß sich bei genauerem Studium der einzelnen Punkte zeigt, daß relativ moderne Erkenntnisse damals schon bekannt waren, wenn auch nicht so bezeichnet, z.B. die Psychosomatik. Durch die Entwicklung der modernen Medizin, besonders der Diagnostik, ist sie heute ein

Stück Medizingeschichte, auf deren Aussagen wir manchmal zurückgreifen, allerdings niemals unter Außerachtlassung moderner Erkenntnisse.

Zu Beginn unseres Jahrhunderts unter der Regierung Sun Yat-sen war Akupunktur in China den Ärzten ausdrücklich verboten. Im Volk, meist von Nicht-Ärzten durchgeführt, aber war sie immer gegenwärtig.

Unter Mao weite Verbreitung der Akupunktur unter Nicht-Ärzten

Erst am Ende des großen Bürgerkrieges wurde sie vom Sieger Mao Tse-tung wieder aufgegriffen. Er sprach vom „Schatzkästchen der Traditionellen chinesischen Medizin", das man wieder beleben sollte.

Man glaubt auch den Grund dafür zu kennen. Denn nach dem Bürgerkrieg stand China mit nur rund 1.000 in unserem Sinn ausgebildeten Ärzten da, bei einer damaligen Einwohnerzahl von über 600 Millionen Bürgern. Weiter bestand größter Mangel an (westlichen) Medikamenten.

In dieser Zeit kam es auch zur Schnellausbildung von Nicht-Ärzten, am bekanntesten wurden die sogenannten „Barfußärzte", die besonders auf dem Land tätig waren. Mittlerweile hat man sie wieder abgeschafft, sie sind wohl noch als medizinische Hilfskräfte tätig, aber nicht mehr in Eigenverantwortung.

Die Entwicklung der Akupunktur in Europa

Im Westen erhielt man von der Akupunktur relativ spät Kenntnis. Dies geschah hauptsächlich durch Reiseberichte von Ärzten oder Seefahrern der Ostindischen Handelskompanie. Das Gesamtwissen kam eigentlich erst durch den französischen Diplomaten Soulie de Morant im Jahre 1902 nach Europa, wo sich dann in Paris ein kleiner Kreis von Ärzten mit der Materie befaßte, alles auf dem Boden der zitierten Klassik. Auch ich habe vor über 30 Jahren die Methode noch auf diese Weise erlernt, bei meinen Lehrern de la Fuye (Paris) und dessen Schüler Bachmann (München). In den späten fünfziger Jahren gab es in der westlichen Welt kaum mehr als 100 Ärzte, die die Methode regelmäßig anwendeten. Schon damals versuchten wir uns in Wien von der Klassik zu lösen und Grundlagenforschung in westlichem Sinn zu betreiben. Langsam mehrten sich die Erkenntnisse, die Zahl der mit Akupunktur arbeitenden Ärzte vergrößerte sich ständig.

Diese langsame, aber stetige Entwicklung wurde jäh unterbrochen, als man Ende 1971 Bilder sah und Berichte hörte, denen zufolge die Chinesen Akupunktur anstelle herkömmlicher Narkosen verwendeten, und zwar auch für schwerste Operationen. Das Interesse der medizinischen Welt stürzte sich auf dieses Phänomen. Gläubiges Staunen gab es ebenso wie krasse Ablehnung.

Akupunktur zur Schmerzausschaltung selbst bei schweren Operationen

Als meine Mitarbeiter und ich Anfang März 1972 eine Operation in gleicher Weise in Wien vornahmen (sicherlich als erste im deutschen Sprachraum, wenn nicht überhaupt im Westen), setzt sich die Forschung im In- und Ausland voll in Gang. Allerdings konzentrierte sich diese anfangs nur auf das Phänomen Schmerz, das eigentlich, obgleich es die Haupttriebfeder eines Arztbesuches ist, bisher immer ein wenig im Hintergrund stand.

Forschungen zur Einbindung der Akupunktur in die westliche Medizin

Es hätte keinen Sinn, sich in detaillierten Forschungsergebnissen zu verlieren, das ist Sache der Fachpublikationen und gehört nicht hierher. Soviel kann man aber sagen, daß die moderne Akupunktur auf vier gesunden Beinen steht.

Die „vier Beine" der modernen Akupunktur

Gegenseitige Beeinflussung rivalisierender Schmerzreize

Neurophysiologisch:
Das heißt, daß es Nerven unterschiedlicher Leitgeschwindigkeit gibt, die Reize von der Peripherie (z.B. Haut) zu den Zentren leiten, wo sie gewichtet und beantwortet werden. Der Unterschied besteht darin, daß manche Nerven von einer Scheide umhüllt, also isoliert sind, andere nicht. Daher ist es möglich, daß Schmerzreize von der Haut (durch die Akupunkturnadel und z.B. durch den Hautschnitt bei einer Operation) als rivalisierend angesehen werden können und sich gegenseitig im Sinne der Schmerzlinderung beeinflussen. Diese Vorgänge sind in Wahrheit viel komplizierter, aber das Grundsystem entspricht diesem.

Freisetzung von Substanzen der Reizübertragung wie Endorphine, Enkephaline etc.

Neurochemisch:
Es gibt eine Reihe chemischer Substanzen, die der Reizübertragung dienen. Für die Akupunktur am bedeutungsvollsten sind die Endorphine, Enkephaline, die Substanz P, Serotonin, Noradrenalin und andere. Diese Substanzen werden nach Akupunktur vermehrt gebildet. Es handelt sich dabei um eine Schutzvorrichtung für Mensch und Tier, wobei das Einzelindividuum den erlittenen Schmerz auch ohne fremde Hilfe herabsetzen kann. Diese Substanzen, Transmittersubstanzen genannt, sind Gegenstand zahlreicher Forschungen in der gesamten Welt. Es ist zu erwarten, daß unsere Kenntnisse darüber sich in den nächsten Jahren noch bedeutend erweitern werden.

Gefäßbezüglich:

Es ist bekannt und durch viele Versuche erwiesen, daß es nach Akupunktur zu einer Verbesserung und Verstärkung der Durchblutung in allen Gefäßen kommt. Wir bezeichnen diesen Zusammenhang als Makrozirkulation.

Diese Vorgänge spürt jeder Patient, indem sich einige Minuten nach dem Stich ein wohliges Wärmegefühl ausbreitet, zumeist in den Gebieten, wo er vorher Beschwerden verspürte. Das wird später meist von einem allgemeinen, warmen Wohlgefühl abgelöst. Dies entspricht einem vermehrten Einsatz der Mikrozirkulation. Das sind all jene Gefäßchen und Kapillaren, die mit freiem Auge nicht mehr sichtbar sind. Sie dienen der Ernährung aller Gewebe und, für uns besonders wichtig, der verschiedensten Nerven.

Verbreitung eines warmen Wohlgefühls durch Verbesserung der Durchblutung

In der Klassik forderte man, daß der Patient nach jedem Stich dieses Wärmegefühl (*De-Chi*) verspüren müsse. Leider ist der Ausdruck *De-Chi* ein wenig unklar, da er auch verwendet wird, wenn der Patient (allerdings nach weit tieferem Einstich, wie ja in China üblich) einen wie elektrisierenden Schlag eher schmerzhaft empfindet. Diese Sensation entsteht dadurch, daß die Nadel an die Nervenscheidewand herangeführt wird und dabei einen Bruchteil von Sekunden dauernden Nervenschmerz hervorruft. Wir benützen das nur bei Lähmungen, um zu sehen, ob wenigstens noch einige Zellgruppen funktionieren. Denn nur wenn das, evtl. erst nach einigen Wiederholungen, der Fall ist, besteht Aussicht auf Erfolg und wir haben das Recht, einen solchen Patienten zu behandeln.

Man sollte nie einen Patienten in Behandlung nehmen, wenn man sich nicht aufgrund der Gegebenheiten ehrlich eine Chance für ihn ausrechnen kann, sonst handelt man ärztlich unkorrekt.

Auch über die Verbesserung der Mikrozirkulation gibt es heute schon profunde wissenschaftliche Untersuchungen. So konnte besonders *Kaada* (Norwegen) zeigen, daß durch Akupunktur und verwandte Methoden gewisse Transmittersubstanzen vermehrt ausgeschieden werden, die VIP heißen (vaso-

Ausscheidung von Transmittersubstanzen

active intestinal polypeptides). Sie sind hauptsächlich für die Optimierung der Mikrozirkulation zuständig.

Es ist vielleicht das wesentlichste, was man über Akupunktur sagen kann; daß sie Vorhandenes optimieren und in den bestmöglichen Zustand bringen kann. Wo aber nichts mehr da ist, kann sie nichts Neues bringen.

In der Medizin vermögen dies sowieso nur die substituierenden Präparate (z.B. Insulin).

Man macht oft den Fehler, sich vorzustellen, daß bei einer schweren Krankheit (etwa Krebs oder Leberzirrhose usw.) die Zerstörung progressiv gleichmäßig abläuft. Weit gefehlt! Die noch nicht endgültig geschädigten Zellen arbeiten mit höchster Kraft, um die Gesamtfunktion des Organs oder Organismus bis zum letztmöglichen Moment aufrecht zu erhalten.

Muskulär und bindegeweblich:
Das heißt, nach dem Einstich kommt es nicht nur im Umkreis der Nadel, sondern auch im oft weit davon entfernten Zielgebiet (wie bei der gefäßbezüglichen Aktion der Akupunktur übrigens auch) zu einer Entspannung, Erschlaffung der Muskulatur und zur Herabsetzung der Verspannung des Bindegewebes. Das scheint im ersten Moment nichts Besonderes zu sein. Aber wenn Sie einmal eine steife Schulter oder ein steifes Kreuz gehabt haben, werden Sie anders denken.

Erschlaffung der Muskulatur, Herabsetzung der Verspannung des Bindegewebes

Eine Gelenkentzündung als Beispiel für das Zusammenspiel der „vier Beine"

Vielleicht ist gerade das ein gutes Beispiel, die genannten „Vier Beine" im Zusammenspiel zu zeigen. Sie wachen morgens auf, können sich nicht rühren, haben starke Schmerzen, die betroffene Gegend ist verspannt. Letzteres ist für Sie sehr unangenehm, von seiten des Körpers aber eine richtige Schutzmaßnahme, denn eine Bewegung entzündeter Gelenks- und Muskelanteile würde die Beschwerden verstärken und die Heilung verzögern.

Der Organismus sperrt daher jegliche Bewegung schon früher und stärker, als es unbedingt sein müßte. Aufmerksame Patienten wissen das, denn sie können Bewegungen in einer Richtung oder aus einer Lage besser und schmerzärmer vollziehen als aus einer anderen.

Wenn wir nun das pathophysiologische (das der Erkrankung entsprechende „normale") Verhalten betrachten, ergibt sich folgendes:

- Es kommt aus irgendeinem Grund zur Entzündung, zumeist der Gelenkkapsel(n). Diese ist von Muskeln und Bindegewebe umgeben, die sich nun zum Schutz der Kapsel verspannen (s.o.). Diese Verspannung betrifft auch den Gefäßapparat, obgleich Entzündung und Verspannung (also Arbeitshaltung) des Muskels und Bindegewebes mehr Blut bräuchten.
  Durch den Mangel an Blutzufuhr verstärkt sich die Entzündung und die Verspannung der Muskeln. Es entwickelt sich also ein Teufelskreis, aus dem der Organismus selbst nicht herauskommt, er braucht Hilfe.
- Diese Hilfe gibt er sich zum Teil selbst, indem er notwendige Bewegungen auf benachbarte Gelenke verteilt. So z.B. kann man bei einer steifen Schulter mit dem Unterarm und Ellbogen etwas aufheben. Bei einem steifen Kreuz übernehmen die Knie den größten Teil der Körperlast, gleichzeitig ändert sich auch die Haltung im Nacken, gleichsam als Gegengewicht, um die veränderte vertikale Achse des Körpers (und damit das Gleichgewicht) möglichst aufrecht zu erhalten.
- Die übliche Medizin gibt in solchen Fällen schmerzstillende Mittel, eventuell Kortikoide sowie lokale Einreibungen. Was geschieht dadurch? Die Schmerzen werden geringer, die Beweglichkeit dadurch besser, und was bewegt wird, erhält mehr Blut, letzteres gilt auch für die Einreibung. Kortikoide wenden sich gegen die Entzündung selbst in mehr oder minder großem Maße.

Verbesserung der Beweglichkeit erhöht die Blutzufuhr

- Die Akupunktur tut grundsätzlich das gleiche; nur, wie gesagt, aus dem Vorhandenen heraus, also ohne fremde Zufuhr von außen. Sie verwendet dazu lokale Punkte im Bereich des Schmerzgeschehens, bei ganz akuten Fällen meist auf der Gegenseite (also auf der gesunden; dies erklärt sich daraus, daß es Nervenfasern gibt, die die Partien der linken und rechten Körperhälfte verbinden), sonst an der betroffenen. Es ergibt sich daher ein Einfluß auf das Schmerzgeschehen über die früher erwähnten rivalisierenden Reize. Es werden Transmittersubstanzen freigesetzt, beides wirkt vordergründig gegen den Schmerz. Gleichzeitig kommt es zur Erschlaffung von Muskeln und Bindegewebe, wodurch sich die Beweglichkeit erhöht, was wieder eine bessere Durchblutung, und in der Folge einen Rückgang der auslösenden Entzündung, bewirkt. Das entspricht also fast der modernen Medizin, nur ist Akupunktur nebenwirkungsfrei, was besonders gegenüber Kortikoiden Bedeutung hat. Wir geben aber noch Punkte, die das Gefäßsystem anregen und verstärken, also den besseren Durchblutungseffekt und auch solche, die die Eigenproduktion davon anregen. Zudem geben wir meist noch Punkte in gegenüberliegenden Partien, also beim Schulterschmerz im Kreuz und umgekehrt. Wir dürfen also festhalten, daß Akupunktur die gesamte Pathophysiologie dieser beiden als Beispiele gewählten Leiden abdeckt, jedoch ohne Zuhilfenahme äußerlich zugeführter Mittel.

Akupunktur ist nebenwirkungsfrei

Möglichkeiten und Grenzen der Akupunktur-Therapie

Nun wird es höchste Zeit, Akupunktur in unserer modernen Form einmal zu definieren; am besten mit den Worten meines Lehrers de la Fuye:

„Akupunktur benützt spontan- oder druckschmerzhafte Punkte der Haut zum Einstich von Metallnadeln bei reversiblen, funktionellen Erkrankungen oder Störungen zu therapeutischen und/ oder diagnostischen Zwecken."

Dazu einige Erklärungen:

Spontan schmerzhafte Punkte bei krankhaftem Geschehen

- Es gibt Punkte auf der Haut, die bei bestimmtem krankhaftem Geschehen **spontan schmerzhaft** sind. Viele Patienten kennen das, geben auch spontan an, daß z.B. vor einem heftigen Migräneanfall ein bestimmter Punkt, meist am Kopf, plötzlich schmerzt. Ärzte ohne Kenntnisse der Akupunktur können damit meist nichts anfangen, es sei denn, es wäre ein Punkt, der auch sonst in der Medizin bekannt ist und zumeist diagnostische Hinweise liefert (z.B. McBurney-Punkt: Testpunkt für Blinddarmentzündung, Valleixsche Punkte: Test für Ischias usw.).
- Es gibt **druckschmerzhafte** Punkte. Heute bezeichnet man sie zumeist als Trigger-Punkte (*trigger* = engl., Abzugshebel eines Gewehrs), sie sind immer identisch mit Akupunkturpunkten. Allgemein bekannt ist das Beispiel jener Patienten, die bei Kopf- oder Zahnschmerz einen relativ starken Druck auf solche Punkte mit dem Finger ausüben, um dadurch für einige Zeit schmerzfrei zu sein. Vor einigen Jahren gab es eine ganze Reihe Bücher für den Laien, in denen dieses Verfahren als Akupressur bezeichnet und beschrieben wurde. (Dies ist ein völlig falsches Wort, denn Aku kommt von acus = die Nadel, und eine solche wird ja dabei nicht verwendet. Aber sehr oft, nicht nur in der Medizin, bürgern sich falsche

Akupunkturpunkte haben meßbaren, herabgesetzten elektrischen Hautwiderstand

Ausdrücke am raschesten ein). Wird eine solche Form fallweise und kurzfristig vom Patienten angewendet, so ist dagegen nichts einzuwenden. Übertreibungen hingegen sind zumeist schädlich. Nachzutragen wäre noch, daß die obengenannten Punkte ein anderes elektrisches Verhalten, d.h. einen herabgesetzten elektrischen Hautwiderstand, aufweisen als Punkte auf Haut gleicher Funktion und gleichen Aufbaus, nur wenige Millimeter daneben. Dadurch werden sie mit geeigneten Geräten meßbar. Es zeigte sich auch, daß sich die Punkte im feingeweblichen Aufbau oft deutlich unterscheiden. Neue Arbeiten von Heine zeigen auch, daß eigenartige, schlauchartige Gebilde vom Unterhautzellgewebe durch die nach tieferhin abdeckende Schicht (Faszie) in deren eigenartig geformten Öffnungen in die Tiefe führen. Diese Öffnungen sieht man nur an Akupunktur-Punkten. Die Schläuche beinhalten kleine Arterien, Venen und Nerven.

- Was heißt **reversibel?** Man versteht darunter, daß eine Krankheit noch Rückbildungsmöglichkeiten, zumindest der Funktion, haben muß. Das haben die meisten Krankheiten, besonders im Anfangsstadium. Leider kommt die Mehrzahl der Patienten hier im Westen aber erst dann zur Akupunktur, wenn alle anderen bisherigen Behandlungen nicht den gewünschten Erfolg gebracht haben.
- Was ist **funktionell?** Das bedeutet, daß die Funktion eines Organes oder eines Bewegungssegmentes (Arm, Bein, Wirbelsäule usw.) gestört und dieses nicht in der Lage ist, sich selbst in ausreichendem Maß zu helfen. Wir haben schon darüber gesprochen. Praktisch alle Krankheiten, auch Krebs, haben ein solches funktionelles Anfangsstadium, das aber oft so geringe Beschwerden verursacht, daß es vom Patienten übersehen wird.
- Es verbleiben noch die Begriffe **therapeutisch** und/oder **diagnostisch** zu beschreiben. Nun, unsere Medizin nutzt schmerzhafte Punkte hauptsächlich für diagnostische Zwekke.

Daß man über solche Punkte auch an die Ursache herankommen könnte, ist im Westen relativ unbekannt. Außer der Akupunktur behandelt nach diesen Grundsätzen seit Jahrzehnten vor allem die sogenannte Neuraltherapie und die therapeutische Lokalanästhesie. Auch diese Verfahren benützen praktisch die Punkte der Akupunktur. Mittlerweile aber weiß man, daß es vom Organ zur Haut führende (viszerokutane) Reflexe gibt, aber auch von der Haut zum Organ (kuto-viszerale). Man beginnt in zunehmendem Maße, diese Vorgänge zu erforschen, zu erkennen und zu benutzen. Die Akupunktur steht da in vorderster Linie, denn ein großer Teil ihrer Wirkung beruht auf der Auslösung solcher Reflexe.

Erforschung von viszerokutanen bzw. kuto-viszeralen Reflexen

Daß man diese Reflexe auch nur rein diagnostisch sieht, um dann ganz andere Heilverfahren einzusetzen, ist durchaus statthaft.

Technik der Akupunktur

Wir haben also nun den Lehrsatz de la Fuye (S. 25) genau zerpflückt und erläutert; es fehlt eigentlich nur noch der augenfälligste Bestandteil der Akupunktur, nämlich der Einstich von Metallnadeln an bestimmten Punkten.

Art der Nadelung

Es werden hierbei feine Metallnadeln verwendet, zumeist aus rostfreiem Stahl, natürlich sterilisiert, heute auch schon häufig Einmalnadeln – besonders aufgrund der Aids-Furcht –, obwohl bis jetzt in der Weltliteratur kein einziger Fall einer Aidsinfektion dadurch bekannt geworden ist. Diese werden mit einer kleinen Drehung rasch durch die oberste Hautschicht gebracht und durch eine Art schraubende Bewegung in die nötige Tiefe (4–9 mm im allgemeinen) ohne Druck appliziert. Dieser Einstich ist beim akuten Fall für den Patienten kaum spürbar. Chronische Fälle bzw. solche, die sich bereits auf dem Wege der

Besserung befinden, verspüren ihn etwas stärker. Gelegentlich wird es notwendig sein, die Nadeln während ihrer Liegezeit kurz zu drehen (stimulieren), in der Mehrzahl der Fälle aber bleiben sie 15–20 Minuten ruhig stecken. Sie verursachen dann, auch bei kleineren Bewegungen des Patienten, keinen weiteren Schmerz mehr, ebenso nicht das Entfernen derselben. Es kommt gelegentlich vor, daß aus dem Stichkanal einige Tröpfchen Blut austreten. Dies geschieht vor allem dann, wenn kleine Gefäßchen sich nicht an der gehörigen Stelle befinden. Diese kleine Blutung ist völlig harmlos (auch bei Patienten, die gerinnungshemmende Mittel erhalten, z.B. Marcumar) und durch einfachen Druck mit einem Tupfer zu beherrschen.

Gute Akupunktur darf aber nicht wehtun!

Anzahl der Nadeln

Viele Punkte spiegelbildlich an beiden Körperhälften

Üblicherweise werden in einer Sitzung bis zu höchstens 16 Nadeln verwendet. Da viele Punkte spiegelbildlich gleich an beiden Körperhälften (auch bei scheinbar einseitigen Erkrankungen) behandelt werden, entspricht das acht Punkten. Werden aber Punkte an der vorderen oder hinteren Mittellinie (also nur einfach) gestochen, erhöht sich die Zahl der Punkte, nicht die der Nadeln. Aber das ist für den Patienten nicht von Bedeutung.

Akupunktur – in jedem Fall?

Durch den Einstich werden die „Vier Beine“ (s. S. 20) angeregt und beginnen mehr oder minder gleichzeitig ihre Wirkung zu entfalten.

Erfolgsaussichten nur bei noch halbwegs rückführbaren Funktionen

Wenn wir jetzt fragen, *wann Akupunktur sinnvoll ist* und wann gerade nicht, ist die Frage durch den Lehrsatz von de la Fuye eigentlich schon beantwortet. Wo immer eine Funktion noch zumindest halbwegs rückführbar ist, hat man das Recht, Akupunktur einzusetzen. Die Entscheidung darüber aber muß der Arzt fällen. In einigen Fällen wird er nicht sofort wissen, ob seine Bestrebungen erfolgreich sein werden. In solchen Fällen schlagen wir etwa fünf Probebehandlungen vor (üblicherweise im Wochenabstand), die mit dem Patienten als solche abgesprochen sein müssen. Völlig falsch und unkorrekt ist es, auf jeden Fall eine Behandlung zu beginnen, auch wenn der Arzt weiß oder mit allergrößter Wahrscheinlichkeit annehmen muß, daß Akupunktur keine Hilfe bringen kann. Jeder Patient macht sich natürlich Hoffnungen, die nachher zutiefst enttäuscht werden, wenn die Behandlung nicht hilft. Wenn aber das Verhältnis Arzt-Patient ein gutes und ehrliches ist, die Fragen des Patienten entsprechend beantwortet werden, kann so ein Zustand üblicherweise nicht auftreten.

Schmerzbekämpfung durch TENS-Geräte

Es gibt seltenere Fälle (eigentlich nur in der Klinik durchführbar), in denen nur der Schmerz beeinflußt wird, *ohne* Rücksicht auf das Grundleiden und ohne Möglichkeit, dieses zu heilen oder zu verbessern. Da nicht an jeder Klinik für solche Zwecke geübte Akupunktur-Ärzte zur Verfügung stehen, hat die moderne Technik Geräte entwickelt, die unter der Bezeichnung TENS oder TNS im Handel sind. Es handelt sich dabei um batteriebetriebene Geräte, die mittels zweier Elektroden, die auf entsprechende Punkte angeklebt werden, nach kurzer Anlernung auch vom Patienten selbst bedient werden können. Ich wiederhole, diese Geräte haben **vornehmlich schmerzstillende Wirkung** und dienen dazu, starke Medikamente zu ersetzen oder deren Dosis (Gabe) zumindest einzuschränken.

Sollten Sie erwägen, sich eines dieser oft recht teuren Geräte anzuschaffen, empfehle ich, bei einem Verbraucherschutzbund entsprechende Informationen einzuholen.

Der Akupunktur-Laser und dessen nichtprofessionelle Anwendung

Eine relativ neue Sache ist die Verwendung des *Laserstrahls.* Dabei handelt es sich um gebündeltes, sehr energiereiches

Licht. Es gibt ganz verschiedene Formen und Stärken von Lasergeräten. Die stärksten ersetzen z. T. das chirurgische Skalpell oder fixieren abgelöste Netzhäute im Auge. Ihre Handhabung erfordert größte Sachkenntnis und spezielle Ausbildung. Auch die Akupunktur verwendet, besonders bei Kindern, oft statt der Nadel den Laserstrahl.

Der Akupunktur-Laser ist tausendmal schwächer als der chirurgische Laser

Der Akupunktur-Laser ist jedoch tausendmal schwächer als der chirurgische Laser und bei richtiger Handhabung und Diagnose absolut unschädlich, sowohl für den Patienten als auch für den Behandler.

Wir glauben üblicherweise, daß nur starke Reize oder möglichst viele davon bessere und raschere Ergebnisse erzielen. Das Gegenteil davon ist der Fall und formuliert ist dies in der Arndt-Schulzeschen Regel. Man spricht heute daher besser von einer neuen Information, die dem Organismus gegeben wird und die bisherige falsche (krankmachende) ablösen soll. Das geschieht dann wohl auch in der Mehrzahl der Fälle, zumeist nach anfänglicher Gegenreaktion. Über letztere (da sie natürlich auch bei der Nadelung auftreten, Laser ist ja nur ein schmerzloser Ersatz der Nadel, keine eigene Therapieform) soll genauer berichtet werden.

Warnung vor Auswüchsen der Laserbehandlung

Vorher aber möchte ich vor einigen Auswüchsen der Laseranwendung warnen. So verwenden heute sehr viele Kosmetiksalons Lasergeräte, bedient von nichtärztlichem Personal. Es wird behauptet, man könne damit den üblichen Haarausfall (also nicht nur den kreisrund beginnenden, der einer Behandlung durchaus zugänglich ist), Falten im Gesicht, Veränderungen der Bauchhaut nach Geburten und vieles andere mehr kurieren. Es wird sehr vage von einer „Zellregeneration“ gesprochen und ähnlichem mehr. Bliebe man dabei nur bei den auch bei uns getesteten und verwendeten Lasergeräten mit 2 Milliwatt (mW) Ausgangsleistung, so würde wenigstens kein Schaden angerichtet werden. Aber es gibt schon Geräte mit 50 und weit mehr mW im Handel, mit denen man z.B. Mitesser koagulieren kann, aber niemand hat solche Geräte wissenschaftlich überprüft.

Sollte man also einmal mit dem Laserstrahl in der Akupunktur behandelt werden, so möge man sich vergewissern, daß 2 mW Leistung nicht überschritten werden. Außer bei Kindern wird Laser bei hochsensiblen Patienten oder Punkten (etwa im Gesicht) verwendet bzw. bei Erkrankungen, die einen Einstich von Nadeln nicht ratsam erscheinen lassen, etwa bei Ekzemen, Gürtelrose, vor allem aber bei Beingeschwüren. Bei letzteren kann man durch eine flächenhafte Behandlung der Geschwüre den Heilungsprozeß deutlich beschleunigen. Der Laser erreicht wohl nicht ganz die Wirkung der Nadel, ist aber bei diesen Fällen eine besonders gute oder ergänzende Alternative.

Leistungsgrenze für den Laserstrahl

Reaktionen auf die Behandlung

Nun aber zu den **Reaktionen**, die auf Akupunktur auftreten.

- In rund 80% aller Fälle zeigt sich nach der ersten Behandlung eine geringe Besserung, nach der zweiten und dritten hingegen eine deutliche Verschlechterung (wobei die Behandlungen zumeist im Wochenabstand erfolgen). Erst ab der vierten Behandlung kommt es zu einer Besserung, die sich dann weiter steigert. Wenn man den Patienten schon vor Behandlungsbeginn darauf aufmerksam macht, nimmt er diese für ihn unangenehme Zeit der negativen Reaktion zur Kenntnis und fürchtet sich nicht davor. Ja, es kommt nicht selten vor, daß der Patient erscheint und sagt: „Ich freue mich so, mir geht es so schlecht!"

Nach anfänglicher Verschlechterung erst ab der vierten Behandlung Besserung

- Die zweite Gruppe, etwa 15%, ist (scheinbar) viel besser dran. Diesen Menschen geht es nämlich schon nach der ersten Behandlung ganz deutlich besser, die zweite bringt dann meist nur noch eine geringfügige weitere Verbesserung. Diese Patienten sieht man aber häufig nach ca. einem Jahr mit den gleichen Beschwerden wieder, auch diesmal tritt der Erfolg ein. Manchmal glauben andere Patienten, dies ginge nicht mit rechten Dingen zu, wenn jemand sich z.B. bei Ischias oder Lumbago nicht aufrichten kann und dann nach der

Behandlung schwungvoll durchs Wartezimmer tänzelt. Bei akuten Fällen ist übrigens der Prozentsatz deutlich höher.

- Eine weitere Gruppe reagiert aufs erste Mal mit einer sehr starken Verschlechterung, und es dauert oft sehr lange, bis sich das Leiden zum Positiven wendet; das sind rund 2–3% aller Fälle.
- Schließlich gibt es noch eine sehr kleine Gruppe, die eine Reaktionsstarre aufweist, d.h. es geschieht nichts, keinerlei Reaktion nach der Behandlung. In solchen Fällen ist eine Weiterführung der Akupunktur nicht angezeigt.

Erklärung der Behandlungsreaktionen

Grundstörung hier nachhaltig beeinflußbar

Wieso kommt es zu solchen verschiedenen Reaktionen? Wir dürfen annehmen, daß bei der ersten Gruppe die Grundstörung, die die Symptomatik hervorruft, noch nachhaltig zu beeinflussen ist. Verschwindet diese, verschwinden auch dauerhaft die Beschwerden, deretwegen der Patient den Arzt je aufsucht.

Bei der zweiten Gruppe kommt man nicht dauerhaft an die Grundstörung heran, der Effekt hält nur einige Zeit, die Beschwerden kommen dann wieder. Solche Patienten bedürfen der Akupunktur (in entsprechenden Abständen natürlich) oft ein ganzes Leben lang. Für die dritte Gruppe gilt ähnliches. In der letzten hingegen gelingt dem Organismus keine Abwehrleistung mehr, weswegen Akupunktur hier erst gar nicht angewendet werden sollte.

Akzeptanz der (unangenehmen) Reaktionen von seiten des Patienten

Man kann das Kapitel der Reaktionen vielleicht am besten so abschließen: Jede Aktion (ob eine negative wie etwa bei einer Infektion oder positive wie etwa der Behandlung mittels Akupunktur) erfordert eine Reaktion. Daher muß man diese zur Kenntnis nehmen, ja sogar begrüßen, selbst wenn man sie als unangenehm empfindet. Es hat sich heute die Meinung breitgemacht, man müsse nicht mehr leiden. Wenn man es trotzdem tut, wäre es die Schuld des Arztes, einer falschen Behandlung usw. Ich bin vollkommen damit einverstanden, daß man sinnloses Leiden (etwa bei einem unheilbaren Krebsleiden ohne jede Besserungschance) mit allen Mitteln bekämpft, aber Leiden kann, etwa zur Charakterbildung und ähnlichem, doch auch sinnvoll sein. Denke man doch an einen Marathonläufer, dem lange Kilometer nur mehr ein Leiden sind, das er aber bewußt mit seinem Willen im Zaum hält. Die schwierigsten Patienten für jeden Arzt sind die, die noch nie ernstlich krank waren. Sie glauben, man müsse eben immer gesund sein; wenn nicht, wären andere oder andere Umstände, jedoch fast nie sie selbst daran schuld. Haben sie aber dann eine Erkrankung glücklich überstanden, haben sie meist eine andere Einstellung zum Leben gewonnen Sie freuen sich nun ihrer Gesundheit, nehmen sie nicht mehr als Selbstverständlichkeit hin und haben Sinn am Leben gewonnen.

Appell an Geduld und Leidensfähigkeit des Patienten

Aus Erkenntnis, aus Einsicht in die Grundmechanismen jeglicher Krankheit entsteht die Kooperation, die aktive Zusammenarbeit und das gegenseitige Vertrauen von Patient und Arzt zueinander.

Letztere ist besonders in der Akupunktur gegeben, denn wenn der Patient seine Nadeln eingestochen bekommen hat (Aktion), muß eine Reaktion entstehen, die er dann erlebt und berichtet. Anders ist das z.B. mit einer Medikamentenverschreibung. Da weiß der Arzt nur bei einem Teil seiner Patienten sicher, daß sie sie nach Angabe auch tatsächlich genommen haben. Wenn in diesem Fall der Arzt also nicht richtig vom Patienten informiert wird, kann er die Reaktionen, den neuen Zustand mißdeuten, und dies könnte den Arzt unter Umständen tatsächlich zu einem falschen Schluß veranlassen. Die großen Vorräte an Medikamenten im Patientenhaus sprechen da oft eine sehr deutliche Sprache.

Patient sollte über Art der Reaktion berichten

Mehrfachwirkung der Punkte

Die Akupunktur hat aber diesbezüglich noch ein Sicherheitsventil eingebaut. Wie schon gesagt, werden ja meistens mehrere Punkte pro Sitzung gestochen. Sehr viele Punkte haben aber mehrere Wirkungen, die üblicherweise dem Patienten nicht bekannt sind. Wenn man ihn nun nach der ersten Sitzung bittet, einem alles zu erzählen, was ihm gegenüber früher irgendwie anders vorkommt, kann der Arzt einen Schluß daraus ziehen, welche Punkte eine wesentliche Wirkung erzielt haben. Diese wird er dann beibehalten, andere vielleicht ändern; so stehen ihm doch für jede Krankheit oder Störung rund 40 verschiedene Punkte zur Verfügung. Dies ist kein Fehler, wie manche Kritiker der Akupunktur geglaubt haben, sondern ein ungeheurer Vorteil, kann man doch dadurch eine Behandlung ganz individuell gestalten. Man kann auf bis dahin verborgene, auslösende Faktoren eingreifen, man kann aber auch andere Punkte wählen, wenn einer etwa durch eine Narbe, Amputation, Ekzem usw. nicht zugänglich ist.

Für jede Krankheit oder Störung ca. 40 Punkte

Beispiel zur Mehrfachwirkung eines Punktes

Ich möchte diese **Mehrfachwirkung eines Punktes** an einem Beispiel aufzeigen. Zu mir kam ein junger Mann, Ende Zwanzig, mit einem seit Jahren bestehenden Lumbago. Er konnte sich schlecht bücken, schwer vornüberbeugen, hatte besonders Schmerzen beim Stehen und Gehen. Er nahm relativ viele schmerzstillende Mittel, um seinem sitzenden Beruf nachgehen zu können. Seine Röntgenbilder zeigten keine wesentlichen Veränderungen, seine Blutsenkung war normal, alle Rheumafaktoren negativ. Das Leiden bestand schon etwa acht Jahre, zahlreiche verschiedene Behandlungen und Kuren brachten nicht den gewünschten Erfolg. Nach acht Behandlungen mit Akupunktur stellte sich eine deutliche Besserung ein, seine Bewegungsmöglichkeit hatte deutlich zugenommen und er brauchte keine Schmerzmittel mehr. Kontrollen in den folgenden Monaten zeigten eine anhaltende Besserung.

In dieser Zeit rief mich ein befreundeter Facharzt an, der den gleichen Mann schon seit Jahren wegen Unfruchtbarkeit behandelte (von der er mir nichts erzählt hatte; welcher Mann tut das auch schon gerne), die sich plötzlich und unerwartet normalisiert hatte. Der Kollege fragte mich, ob das mit Akupunktur etwas zu tun haben könnte. Tatsächlich wird bei der Akupunkturbehandlung der Lumbago ein Punkt verwendet, der auch eine starke hormonelle Wirkung hat, jedoch nur dann, wenn sie auch benötigt wird.

Lumbago-Punkt mit stark hormoneller Wirkung

Wenig später hielt ich einen Vortrag vor Tierärzten (von denen die Akupunktur viele Erkenntnisse gewonnen hat, bzw. bestätigt bekam) und erwähnte diesen Fall. Dies stieß auf größtes Interesse, da ja Unfruchtbarkeit bei Rindern ein großes, auch wirtschaftliches Problem darstellt. Ein Stier, der seinen Verpflichtungen nicht entsprechend nachkam, wurde vorgestellt, genadelt und es zeigte sich eine deutliche Verbesserung seines Samens in qualitativer und quantitativer Hinsicht. Diese Untersuchung gab uns auch einen Einblick in die lang anhaltende Wirkung der Akupunktur nach nur einigen Sitzungen bei diesem Tier.

Akupunktur bei Rindern zur Steigerung der Fruchtbarkeit

So stiegen seine qualitativen und quantitativen Samenwerte etwa drei Wochen lang stetig an, hielten dann die erreichten Werte für weitere drei Wochen, um dann wieder langsam abzusinken. Dies alles auf eine einzige Behandlung mit einem einzigen Punkt, beidseitig gegeben. Die Nadeln für Rinder sind natürlich erheblich dicker und länger als die für den Menschen und auch nicht so elastisch, was mit der größeren Straffheit und Dicke der Haut des Rindes zu tun hat. Nach der nächsten Nadelung verlängerten sich die oben beschriebenen Zeiten in jeder Phase um eine Woche, später sogar um mehr.

Es erhebt sich nun die Frage, weswegen man beim Menschen die Behandlungen im Wochenabstand wiederholt, wenn doch die Wirkung so lange anhält.

Nun, das tut sie bei diesem speziellen Krankheitsbild vielleicht auch beim Menschen. Aber man darf die menschliche Psyche nicht vergessen, besonders nicht die Ungeduld. Gerade Ungeduld, Erwartungsangst, Streben nach Beschwerdefreiheit und Volleistung sind beim Menschen sehr ausgeprägt. Jeder Mensch, der krank ist, sich krank fühlt oder sonst irgendwie nicht in Ordnung ist, gerät in eine Stimmung der Angst. Angst wiederum ist aber der schlechteste Wegbegleiter des Menschen in gesunden und kranken Tagen.

Exkurs: Über die laienhafte Interpretation vermeintlich identischer Krankheitsbilder

Oft liest man als Laie in verschiedensten Presseerzeugnissen manches über die unterschiedlichsten Krankheiten, zumeist schwere (siehe etwa Aids), die aber relativ selten sind. So aufklärend und gut das auch gemeint ist (wenn man einmal auf das Sensationelle verzichtet), so entsteht aber aus solchen Artikeln nicht selten neuerliche Angst. Wir haben in der Medizin einen Katalog von etwa 20 Symptomen (Schmerz, Fieber, Bewegungseinschränkung, Ausschlag, Husten, Schnupfen, Durchfall, Erbrechen, Verstopfung, Harnverhaltung, blutige Sekrete usw., um nur einige zu nennen), wovon aber bei *jeder* Erkrankung eines oder mehrere vorkommen können. Dem Patienten ist daraus kein Vorwurf zu machen, wenn er nur die Symptome beachtet und sie aufgrund seiner Unkenntnis ganz falschen Krankheitsbildern zuordnet. Übrigens sind auch Mediziner nicht frei von solchen Fehlschlüssen, wenn es um eigene Beschwerden geht. Vielleicht ist diese Art Befangenheit auch ein Grund, weswegen Ärzte nicht gerne ihre engsten Familienangehörigen behandeln.

Aus Unkenntnis Zuordnung zu falschen Krankheitsbildern

Auch Gespräche im Wartezimmer der Patienten untereinander, die sich häufig in einer detaillierten Schilderung der eigenen Beschwerden erschöpfen, richten hier viel psychischen Schaden an. Die Ärzte haben eine strenge Schweigepflicht, nicht zuletzt aus diesem Grund. Ein englischer Kollege hat deswegen in seinem Wartezimmer eine Tafel folgenden Inhalts hängen: „Die p.t. Patienten werden ebenso höflichst wie eindringlichst gebeten, ihre Beschwerden nicht hier im Wartezimmer auszutauschen. Es macht mir dann immer große Schwierigkeiten, sie wieder dem richtigen Patienten zuzuordnen." (Dr. *F. Mann*)

Er will damit sagen, daß man seine Symptome, seine Ängste besser dem Fachmann mitteilen sollte, als irgendeinem Laien. Denn außer der Anteilnahme und dem Gespräch (an sich sehr löbliche Ereignisse) werden dann auch Ratschläge erteilt. Wenn nun (scheinbar) gleiche Erkrankungen vorliegen, weil eben einige Symptome zusammenzupassen scheinen, werden eigene Erfahrungen oder die von Bekannten als Therapieempfehlungen weitergegeben, die nicht selten völlig an der Krankheit vorübergehen. Man kann diesen Menschen deswegen nicht einmal böse sein, wenn sich ihre Angaben später als falsch erwiesen haben, wurden sie doch aus echtem Mitgefühl erteilt, wenn auch ohne Sachkenntnis.

Exkurs: Vorzüge der guten alten Hausärzte

Vielleicht hängen diese eben beschriebenen Dinge auch mit dem Rückgang der Zahl der guten alten Hausärzte zusammen, die in einer Familie oft 2–3 Generationen erlebten und über Konstitution, Krankheitsneigungen, usw. (heute würden wir sagen: die Gene) gut Bescheid wußten. Sie verbreiteten stets (daran erinnere ich mich noch aus meiner Jugend, wenn der Onkel Doktor zu mir kam) eine Atmosphäre der Sicherheit und Geborgenheit, wenn sie ans Krankenbett traten. Auch über psychische Gegebenheiten in der Familie waren sie meist gut unterrichtet, weil sie sich nicht nur bei der üblichen Handwaschung mit den Angehörigen besprachen, sondern nicht selten auch darüber hinaus, bei einem Schälchen Kaffee (oder Besserem), noch etwas im Haus des Kranken verweilten. Des öfteren waren sie auch mit Familienangehörigen befreundet, häufig hatten sie die näch-

Vertrautheit mit den Gegebenheiten in den Patientenfamilien

ste Generation zu Hause entbunden und kannten ihre späteren Patienten schon vom ersten Atemzug an.

Leider ist diese Form der Patientenbehandlung heutzutage schon sehr selten geworden. Einerseits haben die (dem nicht Rechnung tragenden) Kassenverträge das hervorgerufen, andererseits auch die Überspezialisierung der Ärzteschaft. Auch hier ist der Glaube, die Überzeugung des Patienten, daß Spezialisten mehr leisten können, nicht immer berechtigt.

Der persönliche Arzt als Hausarzt in moderner Form

Nun wäre es billig zu sagen, es handle sich dabei um Schwärmereien eines älteren Arztes; in der Vergangenheit ist ja erfahrungsgemäß alles besser und schöner gewesen. Aber dem ist nicht so. Die berühmteste Klinik der Welt, die Majo-Klinik, ist wohl jedermann, zumindestens vom Hörensagen bekannt. Und was ist das Geheimnis dieser Klinik? Der alte Hausarzt in moderner Form. Denn jeder Patient, der dort eintritt, erhält einen persönlichen Arzt, der voll verantwortlich ist. Nur findet sein Besuch nicht im Haus des Patienten statt, sondern eben in der Klinik, ebenso die Konsilien. Aber letztlich entscheidend und vor allem verantwortlich, ist der persönliche Arzt, nichts anderes als der gute alte Hausarzt von früher, nur der Behandlungsort hat gewechselt. Auch die Bestrebungen der heutigen medizinischen Jugend gehen wieder mehr in diese Richtung, sie wollen sich mehr ihren Patienten widmen können, mehr Zeit für sie haben, um ihre Problematik besser erfassen zu können, um ihnen mehr Zuwendung zu schenken. Damit ist auch das große Interesse der Jungärzte an der Akupunktur zu erklären, weil sie darin eine Vorwegnahme ihrer späteren Bemühungen zu erkennen glauben. Sicher haben sie damit recht, denn das Wort Behandlung kommt ja vom Begriff Hand; die Hand, die ein Arzt seinem Patienten anlegt und ihn berührt. Jede Mutter weiß um die scheinbar unerklärliche Wirkung, daß das Streicheln ein krankes Kind sehr rasch und nachhaltig beruhigt. Leider haben wir alle viele der einfachen Dinge des Lebens vergessen oder verlernt und es wird gerade heute höchste Zeit, sich wieder darauf zu besinnen.

Stichtechnik

Zurück zum Thema: Über die **Stichtechnik** wurde schon kurz gesprochen. Es handelt sich dabei um eine leichte Halbdrehung, wodurch die Nadel sehr rasch durch die obersten Hautschichten und dann ohne Druck, nur durch einfaches Drehen am Handgriff, weiter in die Tiefe gebracht wird. Die Stichtiefe liegt je nach Hautstelle zwischen vier und zwölf Millimetern, in Ausnahmefällen tiefer. Das in China übliche, tiefe Einstechen wird in Europa nicht mehr praktiziert.

Lagerung der Patienten

Erste Behandlung liegend durchführen

Bei der ersten Behandlung ist es wichtig, wie der Patient gelagert ist. Insbesondere bei männlichen Patienten ist es nötig, die erste Behandlung unbedingt liegend durchzuführen. Es wird sich nun zeigen, und das kommt ja häufig vor, daß Punkte sowohl in der Gegend des Rückens als auch an der Vorderseite gegeben werden. Große Frage – wie legt man sich? Jene Seite, in die weniger Nadeln eingestochen werden, z.B. der Rücken, behandelt der Arzt zuerst. Bevor sich der Patient nun auf diese Körperpartien legt, werden die Nadeln sanft durch die Hand des Arztes an die Haut gelegt, was ein Aufliegen ohne weiteres gestattet. Sodann werden die vorderen Nadeln an Brust, Bauch oder Extremitäten gegeben. Damit ist eine beschwerdefreie Lagerung über einen längeren Zeitraum, also üblicherweise 20 Minuten, durchaus möglich. Umgekehrt gilt natürlich dasselbe. Es kann einmal vorkommen, daß ein besonders ängstlicher Patient das Gefühl eines Kollapses während der Nadelung bekommt. Es genügt, daß er das dem Arzt mitteilt, worauf ihm dieser die Nadeln entfernen und ihn in eine entsprechende tiefere Lage bringen wird. Er kennt auch einige Punkte, mit deren Hilfe man den Patienten schnell aus einer solchen Lage befreien kann. Wie schon betont, soll sich der Patient vor seiner ersten Behandlung mit dem Arzt besprechen, um zu wissen, welche Chancen sich für ihn bieten. Diese Chancen sollte er dann auch tatsächlich wahrnehmen.

Selten: Gefühl eines Kollapses während der Nadelung

Verschiedene Indikationen für Akupunktur mit Beispielen

Um einen Überblick zu geben, möchte ich ganz kurz die *Krankheiten* der Reihe nach aufführen, bei denen man mittels Akupunktur gute Ergebnisse erzielen kann.

Migräne

Die wichtigsten Beschwerden, bei denen Akupunktur eingesetzt wird, sind *Kopfschmerzen, Migränen* – sie betreffen einen großen Prozentsatz aller Kranken, die uns aufsuchen.

Die Akupunktur versucht in solchen Fällen, die gestörten Gefäßprozesse im Schädel zu normalisieren.

Das geht eigentlich auch mit Medikamenten, nur hat die Akupunktur keine Nebenwirkungen. Auch hat eine Pille nur eine beschränkte Wirkungszeit. Außerdem gibt es gerade bei der Migräne Kombinationspräparate, die eigentlich immer in einer bestimmten Phase der Migräne falsch oder schlecht wirken. Ich möchte dies auf ganz einfache Weise etwas näher erläutern.

Kombinationspräparate mit falscher Phasenwirkung

- Bei einem Migräneanfall kommt es in der Anfangsphase zur Ausbildung eher allgemeiner Kopfschmerzen, die von normalen Kopfschmerzen – wir nennen sie gefäßbedingte Kopfschmerzen –, nicht zu unterscheiden sind. Hierbei kommt es zu einer Engstellung der Hirngefäße. In solchen Fällen wirkt z.B. Koffein oder ein koffeinhaltiges Präparat meist noch gut. Der Übergang zu der zweiten Phase der Migräne kann Minuten bis Stunden dauern, d.h. der Patient weiß oft nicht, in welcher Phase er sich gerade befindet.
- Die zweite Phase der Migräne geht hingegen mit einer deutlichen Erweiterung der Hirngefäße einher. In der ersten Phase bekommen die Hirnzellen zu wenig Blut. Sie erleiden dadurch eine Schädigung. In der zweiten Phase bekommen

sie zuviel Blut. Da der Blutdruck während eines Anfalls im wesentlichen gleichbleibt, handelt es sich hier also nicht um ein Druckproblem, sondern um ein Mengenproblem. In der Phase zwei würde ein gefäßverengendes Präparat gut wirken, wie z.B. Mutterkornpräparate. Man kennt natürlich diese Vorgänge seit langer Zeit. Da man nun nie genau weiß, in welchem Stadium man sich gerade befindet, hat man Kombinationspräparate geschaffen, die beide Faktoren in sich bergen. Nur ist, wie gesagt, in einer Phase einer der Faktoren immer falsch.

- Schließlich gibt es bei der Migräne auch noch eine dritte Phase, zum Glück nicht bei allen Patienten, in der eine noch größere Erweiterung der Hirngefäße vor sich geht. In dieser Phase können sogar durch die hauchdünn gewordenen Gefäßwände Blutbestandteile dringen und dann wie eine Stauung oder ein Ödem auf das Hirn Druck ausüben. Das sind vornehmlich die Fälle, bei denen der Anfall die 24-Stunden-Grenze überschreitet.

Schaukel zwischen Verengung und Erweiterung wird abgeblockt

Was tut die Akupunktur? Wir wissen, daß es Punkte am Arm gibt, die allgemein auf die Durchblutungsverhältnisse regulierend, also ausgleichend wirken und eine Gefäßverengung der Phase eins nicht vollständig werden lassen. Dadurch kommt es auch nicht zu einer vollständigen oder größeren Störung der nachgeschalteten Hirnzellen. In der Phase zwei bewirkt diese Allgemeinwirkung auf das Gefäßsystem, daß zudem auch keine völlige Erweiterung stattfindet, d.h., daß eigentlich das Wesentliche des Migräneanfalles, nämlich die Schaukel zwischen Verengung und Erweiterung, großteils abgeblockt wird.

Die Patienten spüren, und das muß mit aller Deutlichkeit gesagt werden, auch noch Jahre nach erfolgreich beendeter Behandlung immer die Phase eins als einen kurzen, vorübergehenden Kopfschmerz.

Manchmal erschrecken sie noch, da sie aus Erfahrung wissen, daß sich bei bestimmten Wetterlagen, bei Frauen während der Regelzeit, bei psychischer oder sonstiger Belastung durchaus ein Anfall entwickeln könnte. Es braucht ein gutes Jahr, wenn nicht länger, bis der Patient mit Sicherheit weiß, daß er nunmehr keinen Anfall mehr bekommen wird. Es mag großspurig klingen, aber man kann ruhig sagen, daß Akupunktur in der Lage ist, weitere Anfälle zu verhindern. Die Wirkung hält im Schnitt etwa sieben Jahre lang an und kann bei Bedarf jederzeit wiederholt werden. Wie viele Behandlungen gebraucht werden, ist individuell verschieden. Im groben Durchschnitt sind es zwischen sieben und fünfzehn Behandlungen. Wundern Sie sich nicht, daß wir Kopfschmerzen und Migräne so in einen Topf werfen, die Mechanismen sind sehr ähnlich.

Ich sprach über den Punkt, der allgemein auf das Gefäßsystem wirkt. Zusätzlich gibt es aber auch noch einen Punkt, der speziell auf die Gefäße im Schädelbereich einwirkt. Dieser Punkt wird bei einer solchen Behandlung niemals fehlen.

In der Akupunktur unterscheiden wir aber noch die verschiedenen Formen der Migräne. Migräne tritt sehr häufig nur halbseitig auf, es gibt aber auch durchaus doppelseitige Migränen. Die Halbseitigkeit ist also nicht unbedingt ein Kriterium.

Nach der Art des Auftretens unterscheiden wir vier Formen:

> Sollte der Arzt vergessen haben nachzufragen, wie denn der Schmerz sich weiterhin verteile, machen Sie ihn darauf aufmerksam.

- Eine beginnt im Stirnbereich und setzt sich nach hinten fort. Wir unterscheiden nämlich die Gegenpunkte, also auf der Rückseite des Kopfes, je nach der Ausbreitungsart. Zieht der Schmerz über die Schädelhöhe, über den Scheitel, dann wird an der Rückseite des Körpers ein Punkt am Unterrand des Hinterhauptknochens gegeben werden, der relativ nahe zur Mitte liegt.
- Breiten sich aber die Schmerzen seitlich über die Schläfengegend und über das Ohr nach hinten aus, dann wird ein Punkt gegeben, der knapp hinter dem Warzenfortsatz des Ohres gelegen ist. Das gleiche gilt auch für Schmerzen, die hinten beginnen, also in der unteren Schädelgrube und in gleicher Weise über das Ohr oder über die höchste Erhebung

des Schädels nach vorne in die Augen- bzw. Stirngegend ausstrahlen können.

- Eine dritte Form beginnt auf der höchsten Stelle des Scheitels und geht, etwa wie die Haube beim Damenfriseur, nach allen Seiten gleichmäßig herunter. Fast immer sind damit starker Brechreiz und Erbrechen verbunden. Wir verwenden da andere Punkte als sonst bei der Migräne.
- Schließlich gibt es eine sehr häufige Form, die in der Schläfengegend selbst beginnt, besonders bei Frauen auftritt und sehr oft einen Zusammenhang mit der Regel hat. Dabei ist es nicht ausschlaggebend, ob die Migräne vor, während oder nach der Regel auftritt. Frauen, die während der Zeit, in der sie unter starker Migräne litten, schwanger wurden, bemerkten, daß sie während der Schwangerschaft praktisch beschwerdefrei wurden. Es gibt auch Fälle, bei denen Frauen hauptsächlich deshalb schwanger geworden sind, um der Migräne zu entgehen.

Punkt für zentrale Durchblutung der Hirnzellen mit starker hormoneller Wirkung

Dazu ist zu sagen, daß der Punkt, der für die zentrale Durchblutung der Hirnzellen zuständig ist, an der Schläfe liegt und gleichzeitig auch eine Wirkung auf das hormonelle Geschehen hat. Diese zuletzt erwähnte Form hat offensichtlich mit hormonellen Störungen zu tun.

Da ist es wichtig, daß die Patientin es dem behandelnden Arzt mitteilt, wenn sie sich in den ersten beiden Tagen ihrer Regel befindet.

Vergißt sie es oder vergißt der Arzt danach zu fragen, so kann es vorkommen, daß diese Regel unterbrochen wird oder daß sie ein anderes Mal ausfällt. In meiner Praxis gab es einige Fälle, wo bei Verwendung dieses Punktes einige – in maximalen Fällen sieben – Regeln hintereinander ausfielen, obgleich man die Patientinnen gefragt hatte und niemals in der Regelzeit selbst gestochen hatte. Dies möge zeigen, daß manche Punkte auch starke Wirkungen in andere Richtungen entfalten können. So unangenehm solche Erscheinungen auch sind und besonders früher in der Zeit ohne Antikonzeptiva (z.B. „die Pille“) waren, als eben eine Regulation der Regel noch nicht weitgehend steuerbar war, so muß man aber doch sagen, daß dadurch den Patientinnen kein echter gesundheitlicher Schaden zugefügt wurde.

In diesem Zusammenhang ist ein Phänomen von Interesse, das im allgemeinen für Akupunktur gilt, jedoch bei diesen Leiden besonders häufig vorkommt. Sollte man einmal keinen vollständigen Erfolg haben, aber die Anfälle schon deutlich heruntersetzen können, sowohl hinsichtlich ihrer Anzahl als auch ihrer Häufigkeit und Stärke, so können oft Medikamente, die vorher nicht mehr halfen, wieder ihre Wirksamkeit entfalten. Es ist dies für den Patienten ein sehr wesentlicher Faktor, da er sich dadurch selbst wieder ein bißchen helfen kann. Wenn er schon nicht einen vollständigen Erfolg aus der Behandlung gezogen hat, so doch einen relativen, der das Leiden durch eine geringere Anzahl angewendeter Präparate wieder erträglicher macht.

Vor der Behandlung unwirksame Medikamente helfen wieder

Heuschnupfen

Aus dem Bereich der Hals-Nasen-Ohren-Heilkunde möchte ich einige Grundsatzbilder herausgreifen. Die Behandlung des **Heuschnupfens** z.B. findet in eigenartiger Weise nach zwei Kriterien statt. Erstens, wenn ein Heuschnupfen nur in einer bestimmten Saison auftritt, d.h. in Gesellschaft bestimmter Pollen mit bestimmten Blütenformen (Gräser-, Baumblüten usw.). Die andere Form kann eigentlich das ganze Jahr über auftreten. Bei letzterer kann die Behandlung jederzeit begonnen werden und zeigt in der Regel bald Erfolg. Die erste Form hingegen muß etwa sechs bis acht Wochen vor den üblicherweise auftretenden Beschwerden erstmals behandelt werden und dann im Wochenabstand weiter, bis zum Einsetzen der Blütezeit. Man hat also in dieser Zeit weder als Arzt noch als Patient die geringste Kontrolle über den Fortschritt der Behandlung. Man sieht den Erfolg tatsächlich erst, wenn dann in dieser Saison die entsprechenden Symptome nicht auftreten.

Behandlungsbeginn sechs bis acht Wochen vor Einsetzen der Beschwerdezeit

Ohrgeräusche

Eine Erscheinung, bei der Akupunktur viel weniger Erfolg bringt, die aber unheimlich störend ist, sind die sogenannten **Ohrgeräusche**. Diese können als tiefe Brummtöne auftreten, aber auch in sehr hohen Frequenzen. Wir haben mit der Akupunktur ca. 50% Wirkungsmöglichkeiten, wobei hier die Behandlung auch noch relativ lang dauert. Die Patienten mit den Hochtonstörungen sind üblicherweise etwas besser dran, der Behandlungserfolg ist hier größer. Da jedoch solche Ohrgeräusche (lat. *Tinnitus*) den Patienten sehr stören (und nicht selten in eine Lebenskrise stürzen), glaube ich, man sollte es doch mit Akupunktur versuchen, wenn auch auf längere Sicht und evtl. ohne das geringste Resultat für den Patienten. Ansonsten ist der Patient völlig hilflos, da es kein Medikament gibt, das diesen Ohrgeräuschen wahrhaftig abhelfen kann. Einen kleinen Trick möchte ich verraten: Diese Ohrgeräusche wirken wesentlich geringer, wenn sich der Patient unter vielen Geräuschen, wir nennen das eine Geräuschkulisse, befindet (z.B. Straßenverkehr, Gespräche u.ä.). Am deutlichsten und störendsten werden diese Geräusche dann, wenn Ruhe herrscht, vor allem in der Nacht. Dann kann man ein Radio so aufdrehen, daß man gerade noch hört, **daß** etwas gespielt wird, aber nicht **was** gespielt wird. Dies wirkt als künstliche Geräuschkulisse. So können die Beschwerden schon zu einem beträchtlichen Teil herabgesetzt werden.

Geräuschkulisse hilft Ohrgeräusche besser zu ertragen

Trigeminusneuralgie

Anders verhält es sich bei einer sehr schmerzhaften und für den Patienten überaus beängstigenden Krankheit, der **Trigeminusneuralgie**. Wie der Name sagt, werden drei Äste, die auf das Gesicht ausstrahlen, und zwar im Stirnbereich, im Bereich um das und unter dem Auge und im Bereich des Unterkiefers befallen, wobei es sich um einen sogenannten Hirnnerv handelt, der also direkt aus dem Hirn hervortritt. Die Trigeminusneuralgie ist eine der vier größten Schmerzzustände im menschlichen Leben.

Es gibt verschiedene Formen:

- Die eine Form ist ein Dauerschmerz.
- Meistens jedoch handelt es sich um blitzartig auftretende, wahnsinnige Schmerzen, die dem Patienten das Wort im Munde abschneiden, den Bissen im Halse stecken lassen, sofern er gerade ißt. Diese Anfälle treten nämlich besonders häufig dann auf, wenn der Patient skandiert und laut spricht oder wenn er Nahrung zu sich nimmt.

Trigeminusneuralgie, und das muß deutlich gesagt werden, ist auch sonst in der Medizin nicht heilbar (außer mit Eingriffen direkt im Hirn selbst, die aber mit gewissen Gefahren verbunden sind), selbst dann nicht, wenn der Nerv mit Alkohol abgespritzt oder gar durchschnitten wird.

Auch die Akupunktur kann einen Trigeminusschmerz nicht wirklich heilen. Sie kann nur Zahl und Stärke der Anfälle auf ein Minimum heruntersetzen. Das ist meistens für den Patienten eine derartige Erleichterung, daß er unter Umständen über lange Zeit, meistens über Monate hinweg, sein Leiden vergißt. Er ist aber nie wirklich gefeit davor.

Durch Akupunktur Zahl und Stärke der Anfälle herabgesetzt

Solche Patienten sollten – besonders in der schlechten Jahreszeit – ein Tuch tragen, wenn sie ins Freie gehen. So ist ihr Gesicht gegen Regen, Wind, Kälte und Schnee geschützt.

Die medikamentösen Therapien, die bei der Trigeminusneuralgie meistens durchgeführt werden, bergen eine Gefahr in sich. Wenn nämlich der Schmerz nicht gleich aufhört, nimmt der Patient meist sehr hohe Dosen zu sich, und die hohen Dosen dieser Medikamente sind auf die Dauer für den Patienten gefährlich.

Lähmung des Nervus facialis

Anders, wenn auch in der Form eine gewisse Ähnlichkeit mit der Trigeminusneuralgie besteht, ist die **Lähmung des Nervus facialis**. Die Lähmung ist halbseitig, der Patient kann das Auge auf der befallenen Seite nicht völlig oder gar nicht schließen. Damit besteht die Gefahr von Entzündungen der äußeren Augenschichten, einer Austrocknung des Auges und vielleicht nicht selten damit verbunden ein Verlust desselben. Zum zweiten hängt der Mundwinkel auf der betreffenden Seite herunter, was dazu führt, daß der Patient Getränke (zuweilen auch Speisen) nicht im Mund behalten kann. In der Folge kommt es zu häufigem Verschlucken, Würgen etc. Die Facialisparese hat, wenn sie nicht zu lange zurückliegt, bei der Akupunktur gute Heilungschancen, wobei man hier mit mindestens 15–20 Behandlungen rechnen muß. Es wird meistens nach der ersten Behandlung eine elektrische Reizung mit dazugegeben und es ist ratsam, den Patienten auch in Zusammenarbeit mit einem Logopäden entsprechend zu unterweisen, wie er die Muskulatur seiner Backe wieder verstärken kann.

Gute Heilungschancen nach mindestens 15–20 Behandlungen

Schwindel

Ich möchte hier noch ein Wort zum **Schwindel** sagen. Schwindel wird in der Medizin sehr genau unterschieden, und ich spreche jetzt nicht von Schwindelzuständen, die durch das Ohr bedingt auftreten. Diese bedürfen natürlich einer Therapie in erster Linie über und auf das Ohr bezogen. Ich spreche von dem Schwindel, der ganz plötzlich auftritt, ohne ersichtlichen Grund, wobei der Befund am inneren Ohr völlig normal ist; auch von dem Schwindel, der unter dem Begriff **Menièresche Erkrankung** bekannt geworden ist. Beide sind der Akupunktur zugänglich. Im ersten Fall kommt es häufig zu einer speziellen Form des Schwindels. Der Patient oder meist die Patientin gibt an, daß der Schwindel auftritt, wenn er/sie ihren Blick nach

Schwindel beim Blick nach oben

oben richtet, also bei häuslichen Arbeiten, etwa die Reinigung einer Lampe usw. Dafür gibt es einen Punkt, der zwei Querfinger unterhalb des Nabels in der Mittellinie liegt, der bei entsprechendem Stich den Patienten sofort in die Lage versetzt, lange, dauerhaft und wiederholt nach oben blicken zu können.

Bei der sogenannten **Menièreschen Erkrankung** kommt es zu Schwindel mit Brechreiz, nicht selten auch mit Erbrechen, und auch diese Form ist der Akupunktur weitgehend zugänglich.

Augenheilkunde

Was nun die **Augenheilkunde** betrifft, so haben wir hier relativ wenige Indikationen für die Akupunktur. Das einzige ist, daß man sehr gute Erfolge sieht bei unspezifischen Entzündungen z.B. im Bereich der Aderhaut des Auges (Chorioiditis). Hier werden mittels allgemeiner Punkte die Abwehrkräfte des Menschen deutlich angeregt und in die Lage versetzt, gegen diese unspezifische Entzündung vorzugehen. Unter unspezifischer Entzündung verstehen wir eine solche, die alle Zeichen einer Entzündung aufzeigt, aber nicht von einem bestimmten Keim oder Virus hervorgerufen ist.

Eine andere Form, die seltener vorkommt, ist der sogenannte Blepharaospasmus. Dabei handelt es sich um ein Symptom, bei dem die Patienten das Oberlid des Auges nicht in der üblichen Position halten können. Es kommt entweder in Form von Zwangszwinkern immer zu einem Schluß des Auges oder das Lid hängt meistens über die obere Hälfte des Auges. Diese Behandlungen erfordern sehr viel Geduld, und man kann nicht selten anhand einer elektrischen Reizung von Akupunkturpunkten diesem Leiden beikommen. Des öfteren liest man, daß Akupunktur auch beim Glaukom (Augendrucksteigerung) Erfolg hätte. Dies stimmt wohl, jedoch ist die Wirkung ganz kurzfristig und hält nur wenige Stunden an. Keinesfalls kann sie daher eine medikamentöse oder eventuell operative Behandlung ersetzen. Hier bestünde eine echte Gefahr für jeden Patienten.

Beim Glaukom ist Akupunktur kein Medikamentenersatz und nur von kurzfristiger Wirkung

Psychische Erkrankungen

Ein weiteres interessantes Gebiet sind die **psychischen Erkrankungen**. Hier muß man als Arzt sehr deutlich unterscheiden, ob es sich nicht um eine echte psychiatrische Erkrankung, z.B. Schizophrenie, endogene Depression usw. handelt. Diese Erkrankungen sollte ein Akupunkturarzt, der nicht gleichzeitig Psychiater oder Neurologe ist, besser nicht behandeln. Es sollte auf jeden Fall ein entsprechender Fachkollege, also ein Psychiater oder Neurologe, hinzugezogen werden.

Etwas anderes ist die Tatsache, daß die Patienten nach oder während der Akupunktur größte Ruhe zeigen. Es kommt gar nicht selten vor, daß Patienten während der Behandlung friedlich einschlafen.

Auftreten von Gelöstheit, Schlafbedürfnis etc.

Dies nicht nur, weil sie z.B. Nadeln im Gesicht haben und während der Behandlung nicht sprechen sollen, sondern auch, weil sie eine gewisse Gelöstheit, ein Schlafbedürfnis fühlen, dem sie nachkommen. Es hat sich schon bei den ersten Operationen gezeigt, bei denen wir Akupunktur statt herkömmlicher Narkose eingesetzt haben, daß die Patienten nicht, wie man denken müßte (denn sie hören ja das Klappern der Instrumente, sie hören, was bei der Operation gesprochen wird), den Vorgängen mit Interesse und größter Aufmerksamkeit folgen. Ganz im Gegenteil. Die Patienten machen einen völlig desinteressierten Eindruck und gar nicht selten kam es vor, daß sie bei etwas längeren Operationen friedlich eingenickt sind. Die Erklärung dafür haben wir später bekommen. Wir stellten fest, daß durch Akupunktur vermehrt die sogenannten Endorphine und Enkephaline produziert werden, die dem Morphium sehr ähnlich sind und eine stark beruhigende Wirkung haben.

Diese Wirkung ist an sich sehr gut und wird besonders von den Patienten gesucht, die depressive Verstimmungen haben. Ich möchte hier ein Wort der Vorsicht sprechen. Nicht alles, was man als Depression bezeichnet, ist wirklich eine. Die absolute Mehrzahl ist nämlich eine depressive Verstimmungslage, wie

Depressive Verstimmungslage ist nicht gleich Depression

sie besonders bei chronisch Kranken selbstverständlich häufig auftritt. Genau dasselbe gilt übrigens für das Rheuma. Echtes Rheuma ist eine ganz bestimmte determinierte Erkrankung, die man heute ganz genau feststellen kann, durch entsprechende Untersuchung des Blutes; und nicht alles, was unter der Bezeichnung Rheuma läuft, ist – Gott sei Dank – eines. Beim Rheuma kann man sogar ziemlich genau sagen, daß höchstens 5% der unter Rheumadiagnose laufenden Patienten echte Rheumatiker sind, während die Mehrzahl aller anderen in die Gruppe des sogenannten rheumatischen Formenkreises gehören.

Eine Gefahr, gerade bei psychischen Erkrankungen, besteht nun darin, daß die Patienten dieses Wohlgefühl, das als Nebeneffekt bei der Akupunktur auftritt, auch wenn der Patient wegen eines Ischias, Lumbago usw. behandelt wird, dann vom Patienten gesucht wird.

Hierbei bedarf es einer relative harten Hand des Arztes, den Patienten von unnötigen Arztbesuchen abzuhalten.

Es gibt einen Punkt, der einen schönen Namen trägt, und zwar „Göttlicher Gleichmut", der von Patienten meist gewünscht wird und der eine deutlich harmonisierende Wirkung hat. Es sollte aber auf keinen Fall eine Dauerbehandlung entstehen, das wäre ein wenig unseriös.

Störungen des Sexualverhaltens

Etwas ähnliches gilt auch für **Störungen des Sexualverhaltens**. Das Sexualverhalten hat bekanntlich eine sehr starke psychische Komponente, in die die Akupunktur ziemlich deutlich eingreifen kann. Bei manchen Männern kommt es auch zu einer Störung im Bereich der Fortpflanzungsorgane dahingehend, daß zu wenig oder gar keine Spermien gebildet werden. Bei Frauen sind hormonelle Störungen sehr häufig in Unregelmäßigkeiten der Menstruation zu sehen.

Alle diese Störungen sind der Akupunktur durchaus zugänglich und werden oft zusammen mit irgendwelchen Nebenerkrankungen ausgeheilt. Z.B. ist es bekannt, daß Menschen, die Migräne haben oder unter Entzündungen im Bereich des Magens oder Dickdarms leiden, zugleich vorübergehend in ihrer Sexualität herabgesetzt werden können, d.h. den ehelichen Verkehr nicht entsprechend durchführen können. In diesen Problemkreis gehört auch der vorzeitige Samenerguß beim Mann. Auch dieser ist der Akupunktur gut zugänglich, wobei man jetzt schon verstehen kann, daß es über die morphiumähnliche Wirkung der Endorphine und Enkephaline zu einer beruhigenden Wirkung kommen kann, die ein längeres Verweilen des Mannes beim Geschlechtsakt hervorrufen kann.

Gute Erfolgsaussichten beim vorzeitigen Samenerguß

Weit schwieriger ist die Behandlung der sogenannten Frigidität bei der Frau. Jedoch auch hier kann man mit etwas Geduld durchaus entsprechende Effekte erzielen.

Wenn wir schon im wesentlichen über psychische Funktionen reden, so möchte ich die grundsätzliche psychische Labilität vieler Menschen heutzutage hier kurz ansprechen: Es kommt zu Störungen, die keine besondere Deutlichkeit aufweisen, aber die den Menschen bei jedem Geschehen in einen Zustand der Überspannung und der Nervosität führen. Dies ist heute gar nicht selten bei Schülern, die glauben, in der Schule überfordert zu sein. Ich würde meinen, daß man auch in diesen Fällen Akupunktur einsetzen kann, wie das besonders bei Lampenfieber, Prüfungsängsten und ähnlichen Dingen durchaus bekannt und gebräuchlich ist. An sich haben diese Fälle eine relativ gute Aussicht auf Besserung ihrer Beschwerden, nicht zuletzt aufgrund der schon besprochenen vermehrten Ausschüttung von Neurotransmittersubstanzen.

Gute Besserungschancen bei Überspanntsein, Nervosität, Prüfungsängsten etc.

Schlaflosigkeit

Eine der häufigsten Klagen, mit denen wir konfrontiert werden, ist die **Schlaflosigkeit**. Die Schlaflosigkeit ist eine Diagnose, die sehr leicht gestellt wird und ein Zustand, der häufig mit nicht unbeträchtlichen Mengen an Schlafmitteln über lange Zeit behandelt wird. In der Akupunktur versuchen wir zuerst einmal, dem Patienten klarzumachen, daß Schlaflosigkeit sich meist nicht so abspielt, wie er es wahrnimmt. Der Tiefschlaf ist nämlich oft ein sehr kurzfristiger, nur Sekunden dauernder, und die Gesamtzahl dieser echten Tiefschlafperioden – auf viele Einzelpartien verteilt – muß im allgemeinen nur eine ¾ Stunde bis Stunde pro Nacht ausmachen. Daher sehen auch die Menschen, die angeblich an dauernder Schlaflosigkeit leiden, meist nicht so schlecht aus, wie man erwarten müßte. Sie geben zwar glaubhaft an, daß sie etwa eine Kirchturmuhr alle 15 Minuten schlagen hören, oder daß sie des Nachts immer wieder auf ihren Wecker blicken, und zwar zu den verschiedensten Zeitpunkten. Aber in der Zwischenzeit gibt es Momente, in denen sie ganz tief schlafen und jenen Schlaf genießen, der für den Menschen wirklich wichtig ist.

Echte Tiefschlafperioden sind gar nicht lang

Zwischen solchen Tiefschlafphasen liegen längere Zeiträume, in denen der Schlaf eher einem Dösen gleicht. Es scheint dies ein Relikt zu sein aus unserer Urzeit, in denen der Mensch ja nicht ununterbrochen einen längeren Zeitraum schlafen durfte, weil er jederzeit den Angriffen von Feinden, von wilden Tieren oder den Einflüssen von Naturereignissen ausgesetzt war. Er mußte sich also eine gewisse „Wachsamkeit" bewahren. Man könnte nun meinen, daß diese Art nunmehr verloren gegangen ist, nachdem wir diese Dinge ja nicht mehr so essentiell brauchen. Aber dem ist nicht so und ein sehr einfaches Beispiel möge dies erläutern.

Eine junge Frau, die immer sehr tief schläft und die man, wie man so schön sagt, mit dem Bett davontragen kann, ohne daß sie es merken würde, bekommt ein Kind. Es genügt der kleinste Laut dieses Kindes, um diese Frau aufzuwecken. Erst wenn das Kind groß ist, wenn die Mutter das sichere Gefühl hat, daß es der Obhut nicht mehr in diesem Maß bedarf, fällt sie wieder in ihren gewohnten tiefen Schlaf.

Diese Überlegungen und Erkenntnisse sollte man bei der Betrachtung des Einzelfalles immer mitbedenken. Wie geht nun

Schuldtragende Umstände der Schlaflosigkeit mit einbeziehen

die Akupunktur an das Problem heran? Sie unterscheidet interessanterweise nicht zwischen Einschlaf- und Durchschlafstörung. Ihre Kriterien sind ganz andere. So sind bei Schlaflosigkeit jene Umstände besonders in die Behandlung miteinzubeziehen, die vom Patienten als möglicherweise schuldtragend angegeben werden. Das kann in erster Linie eine psychische Irritation sein, etwa daß Sorgen oder Ängste mit in die Schlafzeit hineingetragen werden, das können auch vegetative Störungen sein (wobei wir unter vegetativ verstehen, daß es sich hier unter anderem um ein Nervensystem handelt, das die automatischen Funktionen des Organismus kontrolliert und das dem Willen nicht unterworfen ist). Es kann sich aber auch darum handeln, daß so simple Dinge auftreten, daß der Patient einmal mit kalten Füßen ins Bett kommt, die sich nicht rasch genug erwärmen. Je nachdem wird man in der Akupunktur mit verschiedenen Punktekombinationen vorgehen.

Schlaflosigkeit ist keine Diagnose, sie ist die Beschreibung eines Zustandes und daher in der Akupunktur mit ganz verschiedenen Kombinationen zu behandeln.

Selten kommt es zu der sogenannten Schlafsucht, diese tritt ganz besonders bei Patienten auf, die an einer Erkrankung im Bereich der Bauchspeicheldrüse leiden, jedoch nicht an Diabetes. Diese Patienten sind selten und nach anderen Kriterien zu behandeln, jedenfalls ist auch hier der Einsatz von Akupunktur sinnvoll.

Schmerz

Ein anderes Kapitel ist die **Schmerzhaftigkeit**, bei der man nicht immer genau weiß, von wo sie ausgeht. Schmerz ist auf der anderen Seite die Haupttriebfeder für einen Kranken, den Arzt aufzusuchen. Schmerz ist gleichzeitig eine vollkommen komplexe Angelegenheit, über die sehr viel geforscht wird, die aber eine Schwierigkeit aufweist.

Schmerzempfinden

Man kann Schmerz nicht messen, denn Schmerz ist abhängig von sehr vielen Faktoren, so auch von psychischen. Es kann z.B. ein Schmerz in einer Situation X furchtbar überbewertet und in einer Situation Y gar nicht zur Kenntnis genommen werden. Darum kann man auch nicht allgemein von Schmerz sprechen, es wird immer eine persönliche Empfindung sein und sein müssen. Man kann einer anderen Person das Ausmaß seines Schmerzes kaum oder gar nicht bekannt machen, auch nicht dem Arzt. Es gibt nun Menschen, die „wehleidig" sind, die wegen der geringsten Kleinigkeit schon zum Arzt laufen und über wahnsinnige Schmerzen klagen und andere Patienten, die sehr starke Schmerzen haben müßten, die aber kaum oder gar nicht darüber klagen.

Schmerzempfinden ist immer subjektiv

Daher kann man Schmerz nicht nach einer einheitlichen Linie abhandeln, dies hat auch die moderne Forschung eingesehen.

Verschiedene Schmerzformen

Ein weiteres Unterscheidungsmerkmal für verschiedene Formen des Schmerzes liegt in der Beschaffenheit der Nervenfasern, die ihn von der Haut her weiterleiten. Es gibt solche, die eine Nervenscheide besitzen und solche, die sie nicht besitzen. Das macht einen Unterschied, wie man an einem einfachen Beispiel klarstellen kann.

Wenn man einen heißen Gegenstand berührt, zuckt der Finger sofort zurück und man spürt einen hellen Schmerz, den sogenannten Signalschmerz, der signalisiert „Vorsicht, weg von dort". Wenige Sekunden danach tritt ein länger anhaltender, dumpfer Schmerz ein, der in unserem Beispiel etwa von der Verbrennung der Hautstelle herrührt. Wir nennen diesen Schmerz den „Nachschmerz". Er kann lange Zeit anhalten. Der erste Schmerz wird zumeist über Fasern geleitet, die eine Nervenscheide besitzen, der zweite über solche Nervenfasern, die

Unterscheidung zwischen „Signalschmerz" und „Nachschmerz"

keine besitzen. Dies sei zur grobschematischen Unterscheidung gesagt.

Schmerzauftreten an verschiedenen Stellen

Schmerzen können bekanntlich fast überall im Körper vorkommen, oder auch vom Patienten irrtümlich auf verschiedene Körperteile beschränkt werden. Z.B. ist ein Knochen selbst nicht schmerzhaft, sondern nur die sogenannte Knochenhaut, die den Knochen hauchdünn umgibt. Ähnliches gilt für andere Organe. Z.B. ist bei der Lunge nur das Rippenfell schmerzhaft, die Lunge selbst ist schmerzunempfindlich. Das gleiche gilt für den gesamten Darmtrakt. Nur die äußere Haut des Darmes, eine sehr zarte Haut, die als Bauchfell bekannt ist (Peritoneum), ist schmerzempfindlich, der Darm selbst nicht. Das könnte man weiter fortführen.

Was nun die Akupunkturbehandlung beim Schmerz ganz allgemein betrifft, so wäre dazu einiges zu sagen. Erstens hat jeder Mensch, der an wiederholten Schmerzzuständen leidet, bestimmte Erfahrungen gemacht, z.B. daß knapp vor dem Auftreten seines Schmerzes eine bestimmte Stelle, oder auch mehrere, an seinem Körper weh tun. Er hat weiterhin bemerkt, daß, wenn er einen Druck mit dem Finger auf eine solche Stelle an der Haut durchführt, dann die Schmerzen ein wenig besser werden. Ein typisches Beispiel dafür ist der Zahnschmerz. Bei diesem drückt der Patient zum Teil mit großer Gewalt von außen auf die Gegend des schmerzhaften Zahnes und durch diesen Druck geht der Schmerz, wenn auch nur kurzfristig zurück. Solche Möglichkeiten werden in der Akupunktur natürlich benützt. Nur möchte ich eine strenge Warnung aussprechen:

> Schmerz ist üblicherweise das Anzeichen, daß irgendwo etwas nicht in Ordnung ist.

Wir sprechen in der Medizin auch vom sogenannten Signalschmerz. Dieser Schmerz muß nun nicht immer in unmittelbarem Zusammenhang mit der auslösenden Stelle im Organismus sein; auch dafür ein Beispiel: Gallenkoliken zeichnen sich nicht so sehr durch Schmerzen im rechten Oberbauch aus, sondern sie strahlen zumeist in die rechte Schulter aus und werden dort stärker empfunden, obgleich die Schulter selbst nicht direkt betroffen ist.

„referred pain" – Schmerzauftreten nicht am Auslösungsort

Wir nennen diesen Schmerz mit einem englischen Wort *referred pain,* das besagen will, daß Schmerzen woandershin bezogen werden, als sie eigentlich sollten. Diese verlagerten Schmerzen haben große Bedeutung. Eine Blinddarmentzündung z.B. fängt in den ersten Momenten ihres Entstehens nicht im rechten Unterbauch an, sondern wird immer in die Gegend des Bauchnabels konzentriert. Erst mehr oder minder langsam bewegt sie sich auf den rechten Unterbauch zu und verweilt dann dort hauptsächlich. Es gibt dafür noch eine Vielzahl an Beispielen.

Hier ist also ganz klar zu betonen, daß der Symptomschmerz eigentlich nur vom Arzt richtig geklärt werden kann, auf keinen Fall vom Patienten selbst, auch wenn dieser über größere Erfahrungen mit seinem Schmerz verfügt.

Berücksichtigungsfaktoren in der Schmerzbehandlung

Modalitäten wie Klimafaktoren mit einbeziehen

Schmerz unterliegt aber bei seinem Auftreten nicht nur psychischen, sondern auch einer Reihe anderer Faktoren, z.B. klimatischen. So können Schmerzen sich beim Eintritt schlechter Witterung, etwa bei Regen oder Schnee, oder auch durch große Hitzeeinwirkung, akutisieren. Wir nennen in der Akupunktur solche Faktoren Modalitäten. Auf diese wird man gerade bei der Bekämpfung des Schmerzes sehr genau eingehen müssen, da sie oft in der Lage sind, den kundigen Arzt auf die richtige Fährte zu bringen. Natürlich kann man sich nicht nur in der Beseitigung von Schmerzen erschöpfen, ja es wäre völlig unverantwortlich, wenn man z.B. bei einer Blinddarmentzündung dem

Patienten Morphium spritzen würde, er würde zwar keine Schmerzen haben, aber der Blinddarm könnte in der Zwischenzeit unerkannt durchbrechen und sein Leben gefährden.

Also, Schmerzen immer als eine Art Signal ansehen, das der Körper setzt, und nicht danach trachten, als Patient die Schmerzen in Eigenregie behandeln zu wollen.

Man kann nun natürlich sagen, daß manche Schmerzen, besonders solche chronischer Art, ihren Sinn als Signalschmerz verloren haben, z.B. bei einer chronischen Gelenkentzündung, wenn der Schmerz jahrelang andauert, oder wie bei der Trigeminusneuralgie immer wieder auftreten kann usw. Trotzdem muß man ihn in dieser Beziehung ernst nehmen, weil er uns ansagt, daß dieser Prozeß nicht oder nicht ausreichend abgeheilt ist.

Schmerzmittelverbrauch

An dieser Stelle kommt eine Bitte der Ärzte an alle Patienten, die sich bei diesen Schmerzen einer Akupunkturbehandlung unterziehen.

Sie mögen doch in einfacher Weise ihren Verbrauch an Schmerzmitteln schriftlich festhalten, so daß man erkennen kann, ob dieser Verbrauch zurückgegangen ist oder nicht.

Dies hat einen psychischen Hintergrund. Wenn z.B. ein Patient nach einer Woche wieder zur Akupunkturbehandlung kommt und man fragt nun, wies es ihm ergangen sei, dann sagt er: „Gestern ist es mir sehr schlecht gegangen." Fragt man weiter, dann stellt sich heraus, daß er in den übrigen Tagen praktisch keine Beschwerden hatte. Aber er glaubt, er müsse dem Arzt die Spitzen des Geschehens vorstellen, die Hauptstörungen, die ihn betreffen, seine Gefühle negativer Art. Wenn nun ein Patient Aufzeichnungen über die von ihm täglich verbrauchten Schmerzmittel bei sich trägt, dann kann der Arzt ablesen, welches Stadium, welche Phase oder welche Art von Reaktionstyp

Der Schmerzmittelverbrauch gibt Aufschluß über Behandlungsphase und Reaktionstyp

hier vorliegt und er kann sich ein Bild machen, ob dieser Patient wirklich in der Lage ist, von schmerzlindernden Mitteln wegzukommen oder nicht. Er kann sich weiterhin ein Bild davon machen, ob der Patient vernünftig oder diszipliniert ist und nicht beim plötzlichen Auftreten eines Schmerzes sehr rasch relativ hohe Mengen an Schmerzmitteln zu sich nimmt, die nicht immer nebenwirkungsfrei sind.

Akupunktur-Analgesie

Dieses spielt eine sehr große Rolle in der sogenannten **Akupunktur-Analgesie**, d.h. der Schmerzlosmachung eines Patienten, etwa bei einer Operation mit Akupunktur anstelle herkömmlicher Betäubungsmethoden. Es ist heute so, daß man die Akupunktur-Analgesie nur in Einzelfällen einsetzt und dies aus mehreren Gründen. Der eine ist, daß die Chirurgen heute daran gewöhnt sind, den Patienten in völliger muskulärer Entspannung zu operieren. Würde man nun Akupunktur mit herkömmlichen Erschlaffungsmitteln verwenden, dann könnte es passieren, daß auch die Atemmuskulatur erschlafft und der Patient praktisch erstickt.

Man darf also nie Akupunktur und Erschlaffungsmittel gemeinsam zur Entspannung der Muskulatur bei einer Operation verwenden.

Akupunktur im operativen Bereich

Akupunktur wird im operativen Bereich nur in ganz bestimmten Fällen eingesetzt:

- Bei relativ kurzen Operationen (z.B. Zahnextraktion).
- In einer Kombinationsform, wie sie heute häufig in der Herzchirurgie durchgeführt wird. Dabei bekommt der Patient eine Kurznarkose, gleichzeitig werden die entsprechenden Nadeln gesetzt. Unter dieser Kurznarkose wird die künstliche Beatmung in die Wege geleitet, sodann wird die Muskelerschlaf-

fung medikamentös durchgeführt; inzwischen ist aber die Kurznarkose mehr oder minder verflogen, der Patient kann nun künstlich beatmet werden und wird schmerzfrei gehalten durch die Akupunktur.

- Bei bestimmten Problemfällen, d.h. es gibt Patienten, die sich wohl dringend einer Operation unterziehen müßten, bei denen aber internistisch Bedenken angezeigt sind, weil der Patient in wesentlichen Dingen oder Parametern seines Lebens geschädigt ist. Z. B. weil die Atmungs- oder Nierenfunktion sehr schlecht ist oder ähnliches mehr. Man wird sich in solchen Fällen genau der Akupunktur entsinnen und sie natürlicherweise einsetzen.

Akupunktur im postoperativen Bereich

Schmerzfrei nach dem Aufwachen – ohne Nebenwirkungen

Eine häufige Verwendungsmöglichkeit besteht in der sogenannten postoperativen Schmerzbekämpfung, d.h. daß man, auch wenn der Patient in Allgemeinnarkose operiert worden ist, versuchen wird, Punkte zu geben, wie man sie für die Operation verwendet hätte, wenn Akupunktur statt herkömmlicher Narkose eingesetzt worden wäre. Diese Punkte läßt man auch nach dem Aufwachen des Patienten im Körper eingestochen und kann ihn, mittels elektrischer Reizung, die man ja üblicherweise bei der Analgesie bei längeren Operationen hauptsächlich durchführt, so schmerzfrei halten. Dadurch wird der Verbrauch sonst üblicher Schmerzmittel, wie z.B. Morphium, erheblich reduziert. Morphium hat Nebenerscheinungen, besonders auf den Darmtrakt und gerade das ist oft absolut unerwünscht im weiteren Verlauf des Falles. So hat sich in verschiedenen großen Kliniken gerade in der Herzchirurgie die Akupunktur-Analgesie eingebürgert und man kann es den Patienten ansehen, welche Art der Narkose sie „genossen" haben. Die Gruppe derer, die unter kombinierter Akupunktur-Analgesie operiert wurden, ist am 3., 4. Tag schon recht wohlauf und fühlt sich vergleichsweise gut. Die unter Vollnarkose behandelten Patienten dagegen liegen noch ziemlich schwer darnieder. Der Grund dafür ist darin zu suchen, daß bei der Akupunktur-Analgesie ja die vitalen, also für das Leben notwendigen Funktionen in keiner Weise geschädigt oder angegriffen wurden.

Schmerzursache und Schmerzbekämpfung

In der Behandlung verschiedenster Schmerzen gibt es für den Arzt verschiedene Schritte. Er muß einmal trachten, die Ursache des Schmerzes zu finden und sie tunlichst zu beseitigen, dies ist seine vornehmste Aufgabe. Dies kann allerdings längere Zeit in Anspruch nehmen. In der Zwischenzeit muß er dem Patienten gegen den bestehenden Schmerz Hilfestellung geben. Dies kann er mit Hilfe der Akupunktur tun oder aber durch die Gabe entsprechender, schmerzlindernder Medikamente. Meistens wird der Fall auftreten, daß beide Faktoren kombiniert gegeben werden.

Akupunkturpunkte mit mehreren Wirkungen

In der Akupunktur kennen wir

- Punkte, die lokale Wirkung haben,
- Punkte die eine Region bestreichen, z.B. einen ganzen Arm oder das gesamte Bein,
- Punkte, die über diese Region hinausgehen, z.B. vom Arm aus auch den Schulter- und Nackenbereich miteinschließen oder beim Bein die Kreuzbeingegend mit ins Treffen führen und schließlich gibt es
- Punkte, die eine Allgemeinwirkung haben.

Die ersten drei Wirkungen sind allen Punkten eigen. Wenn der Arzt davon ausgeht, wird er also sowohl lokale Punkte einsetzen, als auch solche, die in der Region sind und, wenn er kann, allgemein wirksame Punkte dazu verwenden.

Worum man sich immer kümmern muß, ist etwa die Durchblutung bei den Extremitäten oder auch sonstigen Körperstellen, die dort möglicherweise gestört ist. Diese kann man mit verschiedenen Parametern festhalten.

Durchblutungsstörungen

Sonderformen der Durchblutungsstörungen mit starken Schmerzen

Ein anderes Kapitel ist die **Durchblutungsstörung** an und für sich. Da die Durchblutung bei allen Zuständen, auch solchen mit Schmerz, wie wir schon anfangs gesehen haben, eine bedeutende Rolle spielt, muß man sich dieser Dinge deutlicher annehmen. Wir kennen neben den üblichen Stärkungen der Durchblutung, für die es eigene Punkte gibt an Arm, Bein und Körper, einige Sonderformen der Durchblutungsstörung, die ebenfalls mit großen Schmerzen einhergehen. Da ist die sogenannte **Claudicatio intermittens**, das „anfallsweise Hinken", oder, wie man auch mit einem aus dem Englischen kommenden Ausdruck sagt, die Schaufensterguckerkrankheit. Man nennt diese Erkrankung eigentlich nicht ganz zutreffend auch Raucherbein. Die Symptomatik ist ungefähr folgende: Der Betroffene – es handelt sich meist um Männer – geht und bekommt plötzlich sehr starke Schmerzen in der Wade, die ihn am Weitergehen hindern. Die Schmerzen sind krampfhaft, er kann sich nicht mehr sicher weiterbewegen. Also bleibt er stehen und blickt in die Auslage eines Geschäftes. Das kann soweit gehen, daß Wegstrecken von 30 bis 40 Metern ohne Stehenbleiben nicht mehr zurückgelegt werden können. Dafür gibt es in der Akupunktur ganz spezifische Punkte, die hauptsächlich an der Wade gelegen sind, aber auch kombiniert werden mit den Punkten, die für die Durchblutung der Wade und des Beines überhaupt in Frage kommen.

Zur Durchblutung gehören nicht nur Arterien, sondern auch Venen. Aufgrund von Übergewicht und Bewegungsmangel kommt es heute in verstärktem Maße zur Ausbildung von Varizen, besonders an den unteren Extremitäten.

Varizen sind ein irreversibler Zustand, d.h. wo die Wand der Vene ihre Fähigkeit verloren hat, sich entsprechend auszudehnen oder zusammenzuziehen, kann man keine Wirkung der Akupunktur erwarten. Aber es gibt eine Möglichkeit beim sog. Varizenschmerz. Dieser tritt oft bei Belastung auf, etwa durch längeres Stehen. Der Varizenschmerz kann mit einem Punkt am Fußrücken sehr rasch und nachhaltig ausgeheilt werden. Über die Behandlung der Beingeschwüre oder, wie es auch gerne genannt wird, der „offenen Beine", wurde schon ganz kurz bei der Laserbehandlung gesprochen, natürlich werden hier auch immer einige Punkte eingefügt, die für die Durchblutung zuständig sind; und zwar sowohl für die arterielle als auch für die venöse.

Varizenschmerz durch Punkt am Fußrücken gut behandelbar

Lähmungen

Lähmungen können entweder an der oberen oder an der unteren Extremität auftreten, aber auch andernorts, wir haben ja schon von der Lähmung des **Nervus facialis** gesprochen. Wir nennen solche Lähmungen in der Fachsprache **Paresen**. Bevor er einen Menschen mit einer Lähmung an den Extremitäten in Behandlung nimmt, muß der gewissenhafte Akupunkteur aber zuerst Versuche machen (und hier wird auch der Einstich deutlich tiefer ausgeführt als sonst), um zu sehen, ob er beim Patienten eine Sensation, etwa wie einen schwachen elektrischen Schlag, ausgehend vom Ort des Einstiches erzielen kann.

Mittels tieferem Einstich prüfen, ob noch eine Sensation vorhanden

Ist dies der Fall, dann heißt das, daß in den gelähmten Nerven doch noch einige Fasern vorhanden sind, aus denen man etwas zur Wiederherstellung gewinnen kann. Hier darf man hoffen, daß vielleicht andere Fasern, die wohl auch stärker geschädigt sein können, wieder in den normalen Nervenprozeß miteingeführt werden könnten. Zeigt sich eine solche Reaktion nicht oder zumindest nicht nach drei bis vier Behandlungen, dann kann man sich in der Mehrzahl dieser Fälle eigentlich nicht mehr viel versprechen.

Sehr häufig nehmen wir bei Lähmungserscheinungen auch eine Akupunkturbehandlungsform hinzu, die eigentlich aus der Militärchirurgie kommt. Diese wurde in China neu entdeckt und bei uns verändert, da die ursprüngliche chinesische Methode für unsere Patienten nicht tragbar war. Wir haben hier eine elegantere Form entwickelt, die in Zonen auf der Schädeldecke verläuft.

Erkrankungen des Verdauungstraktes

Ein weiteres interessantes Kapitel sind die Erkrankungen des **Verdauungstraktes**. Wir wollen sie von oben nach unten der Reihe nach besprechen.

Gastritis

Immer noch spricht man von der **Gastritis**, obgleich es heute schon verschiedene differenziertere Bezeichnungen dafür gibt. Ich möchte diesen Ausdruck dennoch beibehalten, weil er den Patienten geläufig ist und sie sich eher ein Bild davon machen können. So handelt es sich doch nach dem Wortsinn um eine entzündliche Veränderung des Magens bzw. seiner Schleimhaut. Die Gastritis kann auftreten, weil entweder zuviel Säure im Magen vorhanden ist oder aber auch zu wenig. Die Akupunktur macht hier keine wesentlichen Unterschiede, aber sie kann in beiden Fällen doch recht gut helfen und hat in dieser Sparte sogar eine der höchsten Erfolgsziffern.

Eine der höchsten Erfolgsziffern bei Gastritis

Ulcus ventriculi und duodeni

Gleiches und ähnliches gilt für das **Ulcus ventriculi** und **duodeni**, also Magen- bzw. Zwölffingerdarmgeschwür. Interessanterweise macht die Akupunktur zwischen diesen beiden, eigentlich verschiedenen, Krankheitsbildern keinen Unterschied in der Behandlung.

Es ist selbstverständlich, daß man solche Fälle vor einer Behandlung und nach Tunlichkeit auch danach mit einer Gastroskopie überprüft.

Es gibt ganz moderne Mittel in der Medizin, die solche Ulcera in relativ kurzer Zeit verschwinden lassen. Jedoch besteht hierbei manchmal die Gefahr, daß es nach Ende der Behandlung zu kurzzeitigen Blutungen kommt, die natürlich den Patienten furchtbar beunruhigen. Nun, in der Akupunktur gibt es diese Abrißblutungen nicht. Darin besteht ein kleiner Vorteil. Die Behandlungszeiten sind mit denen der herkömmlichen medikamentösen Therapie in etwa gleich.

Schwangerschaftserbrechen

Ein anderes Gebiet möchte ich aber besonders herausheben. Es handelt sich hierbei um das anhaltende **Erbrechen schwangerer Frauen**. Hier haben wir gerade aufgrund der Schwangerschaft Schwierigkeiten mit Medikamenten einzugreifen; aber wir können das mit der Akupunktur, die ja nebenwirkungsfrei ist. Wenn man sieht, daß eine Frau, die unter diesem schlimmen Zustand leidet (der auch im Hinblick auf das Baby nicht ganz ungefährlich ist), dann sehr rasch aufhört zu erbrechen und sich wieder normal ernähren kann, dann hat man die Freude, hier zwei Menschen auf einmal geholfen zu haben.

Nebenwirkungsfrei Beschwerdefreiheit erreichen

Sodbrennen und Singultus

Ähnliche Erfolge haben wir auch beim chronischen **Sodbrennen** und beim **Singultus**, das ist der dauernde Schluckauf, der sehr häufig (z.B. nach Operationen) vorkommt. Diesen Zustand kann die Akupunktur in der Mehrzahl der Fälle sehr rasch unterbrechen und den Patienten von dieser lästigen, und vor allem nach einer Operation im Bauchgebiet auch nicht ganz ungefährlichen, Erkrankung befreien.

Appetitlosigkeit

Manchmal haben wir auch **Appetitlosigkeit** zu behandeln. Wir tun dies unter Berücksichtigung des ausgeprägt psychischen Hintergrundes dieses Phänomens. Bei den Patienten handelt es

Ausgeprägter psychischer Hintergrund

sich hauptsächlich um junge Mädchen und Kinder. Nach längerer Behandlung stellt sich in der Regel eine Besserung ein.

Bei einer Statistik, die *Kubiena* in unserem Haus gemacht hat, hat sich gezeigt, daß unter den besten Heilungsergebnissen eben die des Magen-Darmtraktes figurieren.

Enteritis und Diarrhoe

In unseren Breiten sind Erkrankungen wie **Enteritis**, also Entzündungen des Dünndarms und dauernde z.T. spritzende Durchfälle, genannt **Diarrhoe**, üblicherweise selten. Aber durch den verstärkten Reiseverkehr in tropische Länder vermehren sich diese Durchfälle auch in unseren Breiten.

Hier ist folgendes zu sagen: Die Diarrhoe ist in China die Volkskrankheit Nummer 1. Das kommt daher, daß ein großer Teil Chinas in tropischen und subtropischen Gebieten liegt und durch schlechte Wasserbedingungen und ähnliches mehr diesen Dingen Vorschub geleistet wird. Wir sind in der Akupunktur imstande, auf diese beiden Erkrankungen deutlichen und auch sehr raschen Einfluß zu nehmen; es gibt dafür eine ganze Reihe von Punkten. Wir unterscheiden, ob sich die Erkrankung mehr in den oberen Darmabschnitten abspielt oder in den unteren, je nachdem wird der Akupunkturarzt seine Nadelgebung ändern.

Unterscheidung, ob Erkrankung in unteren oder oberen Darmabschnitten

Wie schon einmal erwähnt, hat die Änderung der Nadelgebung nichts damit zu tun, daß man möglicherweise vergessen hätte, was dem Patienten fehlt, sondern damit, daß für jedes Leiden immer eine größere Anzahl von Punkten zur Verfügung steht.

So versucht man, andere Punkte einzusetzen, wenn das Ergebnis anfangs nicht befriedigend sein sollte.

Obstipation/Verstopfung

Natürlich behandelt die Akupunktur auch das Gegenteil dieses Zustandes, nämlich die **Obstipation** oder **Verstopfung**. Obgleich es heute in der Medizin nicht mehr so üblich ist, unterscheiden wir grundsätzlich zwischen einer **spastischen** und einer **atonischen** Obstipation. Die spastische Obstipation wird durch Krämpfe hervorgerufen, wodurch der Stuhlbrei nicht richtig weitertransportiert wird. Die atonische Obstipation geht davon aus, daß der Darm nicht genügend Bewegungen macht, um die Stuhlsäule weiter voranzubringen. Gerade bei der Obstipation kommt es sehr häufig auch zu psychischer Mitwirkung. Ich möchte in diesem Zusammenhang darauf hinweisen, daß es natürlich einfacher erscheint, sich irgendwelche Abführmittel zu besorgen, weil deren Einnahme doch sehr einfach ist und weniger Zeit benötigt als der Besuch beim Arzt zwecks Akupunktur, längerfristig die Beschwerden aber nicht beseitigt.

Unterscheidung zwischen spastischer und atonischer Obstipation

Abführmittel

Unter den Abführmitteln gibt es nun ganz verschiedene Gruppen.

- Es gibt Gruppen, die auf pflanzlicher Basis bestehen.
- Es gibt Gruppen, die durch die Quellung im feuchten Darmmilieu einen Stuhlgang hervorrufen; denn Stuhlgang wird normalerweise hervorgerufen durch eine Dehnung des Darmes. Solche Quellsubstanzen können künstlich eine solche Dehnung hervorrufen.
- Dann gibt es eine Gruppe, die wir als Drastika bezeichnen. Diese Gruppe geht mit starken Kontraktionen des Darms einher und ist eigentlich vom streng medizinischen Standpunkt nicht sehr vorteilhaft und wird nur in eher verzweifelten Fällen verwendet.

Obstipation kommt besonders bei Frauen vor; das hat einen guten Grund, der den Frauen eher zur Ehre gereicht. Es ist doch die Frau, die des Morgens in der Stunde der Stuhlentleerung am allerwenigsten Zeit hat. Sie muß Frühstück zubereiten, sie muß trachten, daß die Kinder zur Schule kommen, der Mann zur Arbeit usw. Das heißt, sie nimmt sich nicht die Zeit, ihren Stuhl zu diesem Zeitpunkt abzusetzen, wie das die meisten anderen Familienmitglieder tun, und der richtig wäre.

Sich Zeit nehmen zur Stunde der Stuhlentleerung

Juckreiz/Ekzeme am After

Wenn wir nun den Darmtrakt bis zu seinem Ende verfolgen, dann gibt es ein Krankheitsbild, das außerordentlich lästig ist und wogegen unsere Medizin relativ wenig tun kann. Es handelt sich hierbei um den **Juckreiz** um den **After** und vor allem auch die **Ekzeme** rund um den After. Auch diese Vorgänge sind der Akupunktur durchaus zugänglich, wobei man sich natürlich denken kann, daß in diesem sehr sensiblen Bereich dem Laserstrahl größere Bedeutung zukommen wird als der Nadel, da der Einstich doch relativ schmerzhaft sein kann.

Colitis/Colon irritabile und Colitis ulcerosa

Einflußnahme auf das gestörte vegetative System und die psychische Übererregbarkeit

Eine sehr wichtige Indikation für Akupunktur ist auch die sogenannte **Colitis** oder, wie man heute sagt, das **Colon irritabile**. Wie der Name schon sagt, handelt es sich hierbei um eine leichte Irritation des Dickdarms, die jedoch für den Patienten unter Umständen sehr schmerzhaft sein kann. Es gibt noch andere Formen der Colitis, z.B. die **Colitis ulcerosa**, bei der Geschwürsbildungen auftreten, die nicht selten auch zu massiven Blutungen führen können. Bei all diesen Vorgängen ist Akupunktur indiziert. Wir verwenden bestimmte Punkte, um diese Krankheitsbilder zu beeinflussen. Besonders beim Colon irritabile gelingt das in der größten Zahl der Fälle gut und auch dauerhaft. Es handelt sich hier wieder um eine Einflußnahme auf das gestörte vegetative System einerseits und auf die psychische Übererregbarkeit der Patienten andererseits. Zudem kommt es durch die Akupunktur, wie schon mehrfach erwähnt, auch zu einer Wirkung gegen Krämpfe ganz allgemeiner Art, und dadurch wird das Geschehen in seiner Art etwas verbessert.

Ich möchte noch einmal wiederholen, was ich bei der Obstipation gesagt habe: Der natürliche Reiz des Darmes, sich zusammenzuziehen und die Stuhlsäule weiterzuführen, ist durch seinen Dehnungszustand gegeben. Die Rezeptoren in der Darmwand können natürlich nicht feststellen, ob diese Dehnung herrührt von einer Menge Stuhl, oder von starken Blähungen, wie sie gerade beim Colon irritabile sehr häufig vorkommen. Der Darm beginnt also aufgrund der starken Füllung mit Gasen oder Stuhl sich zusammenzuziehen, so stark, bis es zu einem krampfhaften Zustand kommt. Nach dem Gesetz „Alles oder Nichts" in der Medizin, kann der Organismus, in diesem Fall die Muskulatur des Darmes, nur so lange ihre Leistung abgeben, als das irgendwie noch möglich ist. Dann bricht die Leistung vollkommen zusammen. Hat der Patient nun Glück, dann kann die Stuhlsäule, die davon erfaßt wurde, weiterrutschen, und im nächsten Abschnitt des Darmes beginnt das Spiel von neuem. Das teuflische daran ist, daß es durch die starke Zerteilung der Stuhlsäule, hervorgerufen durch die übertriebene Bewegung der Darmmuskulatur, zu einer Zerkleinerung der Stuhlbestandteile kommt, wodurch die Oberfläche derselben ungeheuer groß wird. Diese Oberfläche gibt natürlich, weil sie ja aus Fäulnisprodukten besteht, Gase ab, wodurch die Erweiterung des Darmes noch gesteigert wird. Diesen Teufelskreis muß die Akupunktur unterbrechen und das gelingt auch recht gut.

Starke Zerteilung der Stuhlsäule, verursacht durch übertriebene Bewegung der Darmmuskulatur

Bei den Ulcerationen gilt ähnliches wie beim Colon irritabile, nur kommt dazu, daß es bei maximalen Bewegungen des Darmes zum Aufreißen kleiner Geschwüre kommt, die zu Tausenden zu finden sind. Dadurch kann es zu Blutungen kommen. Die Größe der Blutung ist abhängig davon, ob nur die Kuppe eines Gefäßes aufgerissen wird, oder ob das Gefäß durch das zu stark bewegte Geschwür in der Längsrichtung aufgerissen wird. In diesem Fall wird die Blutung eine stärkere sein.

Es ist also wichtig, daß Patienten ihren Stuhl laufend kontrollieren, dafür gibt es Teststreifen, mit denen man auch kleinere Mengen Blut, die dem bloßen Auge nicht sichtbar sind, ausmachen kann.

Erkrankungen des Herzens

Bei den Erkrankungen des Herzens ist zu sagen, daß die Akupunktur auf das Herz als Blutpumpe praktisch keinen Einfluß hat. Wir sehen die Tätigkeit des Herzens eher in einem übertragenen Bereich, der auch in vielen Sprichwörtern angesprochen ist, z.B.: Er hat ein Herz wie ein Löwe, der Reiter wirft sein Herz über die Hürde, bevor er nachkommt oder manchmal rutscht es ihm auch in seine Hose. Kurz, das Herz ist im deutschen Sprachraum immer mit dem Psychischen verknüpft. Wir kennen auch in der Medizin den Begriff Herzangst, d.h. wenn das Herz einmal unregelmäßig schlägt, vielleicht sogar ein paar Schläge aussetzt, dann bekommt der Mensch Angst, weil für ihn das Herz die zentrale Stellung seines Lebens einnimmt. Werden dann entsprechende Untersuchungen gemacht, geben diese in der allergrößten Mehrzahl einen völlig normalen Befund. Tun sie das nicht, dann hat es nicht den geringsten Sinn, Akupunktur einzusetzen. Sind diese Störungen aber letztlich psychischer Art, dann ist Akupunktur angebracht. Das heißt, in Fällen von Angst, Lampenfieber, Prüfungsangst und ähnlichem hat sie – rechtzeitig eingesetzt – gute Wirkung.

Einfluß der Akupunktur nur bei Herzerkrankungen psychischer Art

Bluthochdruck und Blutniederdruck

Ein anderes Gebiet sind die Zustände des *Hochdrucks* oder des *Niederdrucks, der Hyper- oder der Hypotonie.* Hier weiß man immer mehr, warum Akupunktur dabei sinnvollerweise angewendet werden kann. Es sind allerdings Fälle auszuschließen, wie z.B. Hochdruck aufgrund einer Nierenfunktionsstörung o.ä., in denen Akupunktur nicht angewendet werden kann. Wenn aber ein Blutdruck in der Tendenz hoch ist, fallweise aber auf Normwerte zurücksinkt, aus scheinbar unerklärlichen Gründen, dann ist man berechtigt, Akupunktur einzusetzen.

Fälle, wo Ursache Nierenfunktionsstörungen o.ä. ausschließen

Warum kann Akupunktur hier helfen? Die moderne Forschung hat gezeigt, daß bei männlichen Jugendlichen im Zeitalter der Pubertät immer ein höherer Blutdruck besteht als bei Mädchen im gleichen Alter. Das kommt daher, daß bei den Knaben in dieser Zeit die Muskelmasse am ganzen Körper relativ stark wächst, während bei den Mädchen eher die Fettmasse zunimmt. Die Muskelmasse aber drückt auf die Gefäßwand. Hier finden wir etwas bestätigt, was in der Medizin lange Zeit strittig war, daß nämlich der Blutdruck nicht nur aus der Auswurfleistung des Herzens besteht, sondern auch aus dem Widerstand der Peripherie resultiert.

In einfacheren Worten gesagt heißt das, daß der Druck, der vom Herzen ausgeht, verwandelt und gewandelt wird durch den Widerstand, den etwa die Muskelmasse durch ihren Druck auf den Gefäßverlauf in peripheren, hautnahen Gebieten ausübt. Man muß also den Blutdruck nicht als eine Funktion sehen, sondern als die Summe zweier Funktionen des menschlichen Körpers. Deswegen sind auch die Punkte, die sowohl auf den Hochdruck als auch auf den Niederdruck einwirken, in der Akupunktur weniger auf das Zentralorgan Herz konzentriert, sondern in erster Linie auf die Muskulatur. Bei einer Erschlaffung der Muskulatur muß das Herz nicht mehr diese starke Leistung erbringen und dadurch kann auch der Druck absinken. Das ist eine wichtige Voraussetzung. Ähnliche Verhältnisse herrschen bei der Hypotonie, also beim Niederdruck. Dieser kann natürlich auch hormonelle Komponenten haben, siehe z.B. das Ohnmächtigwerden junger Mädchen ohne ersichtlichen Grund.

Erschlaffung der Muskelmasse bedeutet weniger Druck auf den Gefäßverlauf

Erkrankungen der Atmungsorgane

Wir kommen nun in den Bereich der **Atmungsorgane**. Dort gibt es eine verhältnismäßig seltene Symptomatik, der man mit Akupunktur abhelfen kann. Es handelt sich um Reizungen im Bereiche des Kehlkopfes, die trotz vielfältiger Untersuchungen nicht verifiziert werden können. Man hat das Gefühl, eine Art Knoten dort zu haben, einen spitzen Gegenstand verschluckt zu haben oder dauernd einen metallischen Geschmack zu verspüren. Normalerweise kann die Medizin hier keine Hilfe geben, bei geduldiger Akupunktur ist dies aber durchaus möglich.

Drei Entstehungsfaktoren beim Asthma bronchiale

Eine große Indikation für Akupunktur stellt das **Asthma bronchiale**, also das Lungen-Asthma dar, sehr zum Unterschied vom sogenannten Herz-Asthma, wo Akupunktur praktisch keine Wirkung zeigen kann. Wenn man die Entstehungsgeschichte des Asthma bronchiale betrachtet, so sieht man meistens drei Faktoren:

Krampf der Bronchien führt zu Luft- und Sauerstoffmangel

- Der erste ist ein Krampf der Bronchien und all ihrer Verzweigungen, der vornehmlich bei der Ausatmung eintritt, d.h. der Patient kann nicht mehr einatmen und leidet dadurch an einem deutlichen Luft- und Sauerstoffmangel. Daß dieser Vorgang für einen Menschen eine sehr ängstigende Wirkung hervorruft, ist völlig klar.
- Damit haben wir – zum zweiten – einen psychischen Faktor, nämlich die Angst vor dem Anfall, denn ein Patient kann nie vorher sagen, wann er einen solchen Anfall bekommt. Er lebt also in der ständigen Angst.
- Schließlich kommt noch eine allergische Funktion dazu, was aber nicht bei allen Asthmakranken der Fall ist. Solche Anfälle können mit Baumblüten, Pollenflug usw. einhergehen. Auf diesen letzten Faktor möchte ich hier gar nicht eingehen, er ist relativ kompliziert, aber mit Akupunktur in 40–60% aller Fälle positiv zu beeinflussen. Hier gibt es auch eine ganze Reihe von Medikamenten, die darauf einwirken können, und zwar in einem durchaus ausreichendem Maße.

Verbesserung der Atmung

Lassen Sie mich auf den ersten Faktor eingehen, auf den Krampf der Bronchien und deren Verzweigungen. Wenn man Akupunktur einsetzt, so ist zu sehen, daß danach zwei Dinge geschehen.

- Die Hilfsmuskulatur für die Atmung wird in Betrieb genommen. Wenn Sie die Atmung eines Asthmatikers beobachten und dies mit Ihrer eigenen Atmungsweise vergleichen, werden Sie sehen, daß die Atmungsart des Asthmatikers eine völlig andere ist. Er vollführt eine Art Krampfatmung, eine oberflächliche Atmung, die er nur mit dem Brustkorb betreibt und dabei die sogenannte Bauchatmung nicht einsetzt.
- Es gibt die Wirkung eines bestimmten Punktes auf das Zwerchfell. Das heißt, das Zwerchfell macht größere Bewegungen und hat dadurch eine herauspressende Wirkung auf die Lunge. Es bewirkt aber auch eine Erweiterung beim Absenken des Brustkorbes und daher die Möglichkeit zur vermehrten Aufnahme frischer Atemluft.

Schon diese beiden genannten Vorgänge können deutlich machen, wie wesentlich und stark die Akupunktur hier einzugreifen in der Lage ist. Gelingt es nun, einem Patienten auf diese Weise einige Anfälle zu ersparen, dann verliert er auch die Angst davor und der psychische Faktor fällt weg oder vermindert sich deutlich.

Die äußeren Umstände eines Anfalles, die sogenannten Modalitäten, müssen vom Arzt möglichst genau erfragt werden und sollten vom Patienten bei solchen Erkrankungen immer berichtet werden.

Hier sind es vor allem Wetteränderungen, Änderungen der Höhenlage (etwa durch Urlaubsaufenthalt usw.), aber auch psychische Effekte durch überstarke Aufregungen und anderes.

Zwerchfellhochstand

Nicht vergessen sollte man auch, daß das Zwerchfell eine Mittlerfunktion hat zwischen dem Brustraum und dem Bauchraum. Es kann also ohne weiteres sein, daß es bei starken Blähungen zu einem Zwerchfellhochstand kommt, der Rückwirkungen hat auf die Herzfunktion, aber auch auf die Atmung. Der Raum für die Aufnahme der Atemluft ist verringert und man kann durch die verstärkte Exkursion des Zwerchfells nun zweierlei erzielen: Man kann erstens den Lungenraum vergrößern, wie schon eben gesagt und zweitens durch den Druck nach unten die im Darm vorhandenen Gase zu einem leichteren, besseren, vor allem aber vermehrten Abgang zwingen. Damit ist in beiden Krankheitsfällen geholfen. Solches Zusammenwirken gibt es in der Medizin sehr häufig.

Emphysem

Je jünger ein Patient ist, desto besser sind die Chancen einer erfolgreichen Akupunkturbehandlung. Bei Kindern und Jugendlichen kommen diese Werte fast an 100 % heran. Beim älteren Menschen ist das sogenannte **Emphysem**, die Lungenblähung, in Betracht zu ziehen. Besteht ein größeres Emphysem, dann hat Akupunktur wenig oder gar keinen Sinn mehr, die Entscheidung bleibt dem Arzt vorbehalten. Je größer das Emphysem ist, desto geringer ist Akupunkturwirkung. Schon bei einem Verhältnis von 50 zu 50 sollte man fairerweise nicht mehr mit einer Behandlung beginnen, um beim Patienten keine falschen Hoffnungen zu wecken.

Bei größerem Emphysem geringe oder keine Akupunkturwirkung

Erkrankungen der Haut

Die Haut als Krankheitsträger war viele Jahr eine Art Stiefkind in der Medizin. Was die Akupunktur bei Hauterkrankungen tun kann, möchte ich hier ganz kurz erwähnen. Zwar ist die Haut der Träger der Akupunktureinwirkung, da die Nadeln ja in die Haut eingestochen werden; jedoch sind die Indikationen, die für sie selbst übrigbleiben, relativ wenige.

Nässende Ekzeme

Eine dieser Indikationen sind nässende Ekzeme, die überall am Körper auftreten können. Bei diesen Ekzemen bedienen wir uns der Tatsache, die an sich in der Natur des Menschen schon verankert ist. Es gibt Punkte, die die Eigenproduktion von kortisonähnlichen Substanzen hervorrufen können und zwar in sehr hohem Maße. So können wir anstelle von Kortikoidgaben mittels dieser Punkte eingreifen. Hat der Patient diese schon vorher erhalten und kommt erst zu einem späteren Zeitpunkt, wie leider üblich, zu uns, dann kann man sich hier helfen, indem man – und das verlangt sehr viel Fingerspitzengefühl und Erfahrung – zu einem gewissen Zeitpunkt die künstliche Zufuhr von Kortikoiden herabsetzt, da die natürliche zugenommen hat. Dies macht man so lange, bis dieser Prozeß so weit fortgeschritten ist, daß es keiner künstlichen Zufuhr mehr bedarf. Wir nennen diesen Vorgang „Ausschleifen", er ist ein physiologischer Vorgang, der häufiger in der Medizin angewendet werden sollte; in der Akupunktur wird er regelmäßig angewandt.

Akupunktur anstelle von Kortikoidgaben

Akne

Ich möchte eine Sache aus diesem Zusammenhang herausheben und das sind Hauterkrankungen im Gesicht, bekannt unter dem Namen **Akne** und **Akne juvenilis**, also die jugendliche Akne. Darunter leiden die pickelnarbigen jungen Knaben, die sich dafür sehr schämen, feuchte Hände haben und in der Tanzschule nicht wissen, wo sie ihr Gesicht hinwenden sollen, damit die Partnerin nicht entsetzt ist. Dagegen kann man sehr wohl Akupunktur einsetzen, besonders dann, wenn zudem noch ein starker Juckreiz besteht, denn durch den Juckreiz wird der Patient genötigt zu kratzen. Dadurch kann es aber zu einer Sekundärinfektion kommen, die unter Umständen ganz üble Narbenbildungen hinterläßt, welche für das weitere Leben des jungen Menschen soziale Schwierigkeiten mit sich bringen können.

Guter Erfolg bei Akne mit Juckreiz

Herpes zoster/Gürtelrose

Eine andere Form möchte ich besonders herausheben. Es ist dies der **Herpes zoster** oder besser bekannt unter dem Namen **Gürtelrose**. Wenn ein Patient im frühen Stadium einer Gürtel-

Bei rechtzeitigem Behandlungsbeginn deutliche Verkürzung des Krankheitsverlaufs

rose zu uns kommt, sprich am ersten bis zweiten Tag ihres Auftretens, so dauert diese Erkrankung meist nicht länger als eine gute Woche. Es ist zu sagen, daß sie ansonsten mindestens sechs Wochen dauert. Was ich vorher bei der Akne sagte, gilt auch für die Gürtelrose. Auch hier ist der Juckreiz immens und es kommt zu Kratzeffekten. Dadurch heilen solche Zustände mit Narbenbildung ab, was wiederum für den Patienten nicht sehr förderlich ist. Man kann also sagen, daß Akupunktur im großen und ganzen hier wirklich angezeigt ist.

Wir kommen nun zum Ende dieses Buches, wobei ich mir bewußt bin, daß ich sicherlich nicht alle Krankheitsbilder erwähnt habe, die mittels Akupunktur anzugehen sind. Lassen Sie mich Ihnen einen Merksatz mitgeben:

„Akupunktur ist überall dort angezeigt, wo eine Funktion oder ein Organ *gestört* ist, aber nicht wo ein Organ oder eine Funktion vollkommen *zerstört* ist."

Wenn man sich dies vor Augen hält, weiß man, wann man als Patient Hoffnungen in die Akupunktur setzen kann und darf, denn es sind in ihm die Möglichkeiten und die Grenzen der Akupunktur umrissen.

Gerätetechnik

Dieses Buch wäre unvollständig, würde ich nicht eine Reihe von technischen Geräten erwähnen, die sich im Laufe der Zeit aus der und um die Akupunktur entwickelt haben.

Punktsuchgerät

Beginnen wir mit dem sogenannten **Punktsuchgerät**. Da gibt es zwei grundverschiedene Typen. Beim einen hält der Patient eine Gegenelektrode in der Hand und der Arzt sucht den wichtigsten Teil des Punktes nach dem Hauptgeschehen ab, wie wir sagen dem *punctum maximum.* Die anderen Geräte haben diese

Einrichtung nicht. Bei ihnen ist die Gegenelektrode im Gerät selbst untergebracht, so daß der Patient selbst nichts tun muß und nur der Arzt mit seinem Gerät sucht. Manche solcher Geräte sind mit anderen Geräten, z.B. Lasergeräten kombiniert. Das Punktsuchgerät dient dazu, den wichtigsten Punkt in einer Zone zu finden.

Ich wiederhole, wichtige Punkte haben einen größeren Durchmesser als weniger wichtige Punkte.

Der versierte Akupunkteur findet seine Punkte und auch das **punctum maximum** durch einfachen Druck mit dem Finger. Er spürt, wo die Stelle ist, an der der Punkt gelegen ist. Bei wissenschaftlichen Arbeiten und ähnlichem findet aber selbst beim erfahrensten Akupunkteur immer eine solche Messung statt.

Eine Messung ist aber nur dann sinnvoll, wenn das Gerät sozusagen vorher auf die Haut des Patienten geeicht worden ist, d.h. auf ihren Feuchtigkeits- und Fettgehalt. Die Anzeige eines solchen Prüfgerätes kann sowohl akustisch als auch optisch oder beides sein.

Gerät muß auf Haut des Patienten geeicht werden

Laser-Geräte

Die nächsten Geräte, die wir besprechen wollen, sind die bereits erwähnten, sog. Laser-Geräte. Laser ist gebündeltes Licht mit gleicher Wellenlänge, daher mit gleicher Farbe, und diese Farbe ist bei den sogenannten Helium-Neon-Lasern im Rot-Bereich gelegen, während sie bei den sogenannten Ultra-Lasern (das sind solche, die auf Diodenbasis funktionieren) praktisch nicht sichtbar ist. Letztere Geräte sind ziemlich klein, tragbar, und erfüllen durchaus ihren Zweck, können aber weder dem Patienten noch dem Arzt anzeigen, daß hier etwas vorgeht. Durch das Erscheinen des Rotlichts sieht der Patient, daß etwas an und mit ihm geschieht. Wie weit der Laserstrahl eindringt wurde bereits erwähnt, ebenso, daß er eigentlich nur eine neue Information aufträgt. Laser bietet auch die Möglichkeit flächenhafter Be-

Trägt neue Information auf

strahlung, und das ist z.B. bei Beingeschwüren überaus wichtig und bei anderen Geschehnissen, die vor allem mit Hauteffekten einhergehen.

Stimulationsgeräte

Die nächste Form, mit der wir uns befassen müssen, sind die Stimulationsgeräte. Diese werden vornehmlich bei der Akupunktur-Analgesie verwendet, aber auch bei der Behandlung von Lähmungen. Bei letzterer sind sie deswegen wichtig, weil hier eine wirklich notwendige Verstärkung des Reizes stattfindet. Obgleich die sogenannte *Arndt-Schulze*sche Regel sonst immer in biologischen Relationen den kleinsten Reiz anspricht, ist das bei Lähmungen anders, ebenso in der Akupunktur-Analgesie, d.h. in diesen Fällen brauchen wir einen etwas stärkeren Reiz. Es dreht sich bei der Behandlung des Lähmungsphänomens eigentlich um eine Kombination von gezielter elektrischer Reizung durch Akupunktur. Stimulationsgeräte gibt es in verschiedenen Ausfertigungen, es ist nur auf eine Sache zu achten: Es ist wichtig, daß kein Gleichstrom verwendet wird. Gleichstrom hat die Eigenschaft der Elektrolyse und kann sowohl die Nadel zum Abbrechen bringen als auch das umgebende Gewebe elektrolytisch verändern.

Kombination gezielter elektrischer Reizung

Apparate, die nur Gleichstrom, also keinen zerhackten Gleichstrom oder Wechselstrom bieten, sollten eigentlich von den Patienten nach Befragung des Arztes abgelehnt werden.

TENS

Die weiteren Geräte, mit denen wir uns zu befassen haben, führen schon ein bißchen weg von der Akupunktur, z.B. das TENS. Hier wird nicht mehr eingestochen, es wird nur oberflächlich eine Elektrode appliziert, meistens auf dem Rücken, die andere auf der Vorderseite.

Dies entspricht den Gesetzen der Akupunktur, die sogenannte Polaritäten unterscheidet, d.h. vorne-hinten, seitlich-innen, oben-unten.

In diesen Fällen werden also vornehmlich vorne-hinten-Faktoren verwendet. Auch an der Vorderseite – besonders des Rumpfes – und an der Hinterseite werden mit einer Klebeelektrode Punkte gegeben und es wird dem Patienten gezeigt, wie er das Gerät bedienen soll. Das Gerät selbst hat etwa die Größe eines Zigarrenetuis und wird mit Batterien betrieben. Der Patient kann selbst sowohl die Stromstärke als auch Spannung und Frequenz ändern. Sollten Sie so ein Gerät in die Hand bekommen, wie das heute z.B. zur Behandlung von Dauerschmerzen, etwa bei Krebsfällen, gar nicht mehr selten ist, dann beachten Sie bitte folgendes ganz besonders: *„Niemals alle drei Stromparameter gleichzeitig aufdrehen, auch nicht kurz nacheinander!* Man sollte zuerst die Spannung erhöhen, später eventuell, wenn nötig, die Stromstärke und ganz zum Schluß die Frequenz.

Ein paar Kennzahlen:

die Spannung sollte niemals 20 Volt, die Stromstärke niemals 10 Milliampere übersteigen und die Frequenz sollte sich bis maximal 50 Hertz bewegen.

Ermüdung des Muskels verbunden mit Auftreten von Schmerzen

Geht man auf höhere Werte – wie gesagt, unsere Zeit strebt immer nach höheren und stärkeren Werten, was in biologischen Verhältnissen ja im allgemeinen falsch ist –, dann kann dadurch eine Störung entstehen, eine Ermüdung des Patienten. Die Frequenz teilt sich nämlich dem Muskel mit, dieser ermüdet und das ist häufig mit Schmerzen verbunden. Was die Stromspannung betrifft, so sind Spannungen, die höher gehen als 20 Volt nicht mehr ganz ungefährlich. Man kann mit diesen Spannungen bereits in den Bereich der sogenannten Elektro-Anästhesie hineingeraten, die aber ununterbrochen vom Arzt kontrolliert werden muß. Das Aufdrehen und, was vielleicht ebenso wichtig ist, das Abdrehen sollte langsam erfolgen und zwar ein Parameter nach dem anderen. Zuerst die Spannung, dann die Stärke und zum Schluß die Frequenz. *Niemals alles zur selben Zeit machen.* Man kann dies gar nicht oft genug sagen, da auf diesem Gebiet immer wieder Fehler gemacht werden. Ganz falsch ist es, so ein Gerät plötzlich abzudrehen und es dann später wieder plötzlich einzuschalten. Das würde nämlich bedeuten, daß Sie beim Ausschalten einen Abrißstrom erhalten, der unter Umständen schmerzhaft sein kann und daß Sie beim Wiedereinschalten des Gerätes erneut einer Strombelastung unterliegen, die unter Umständen zu nicht unbeträchtlichen Schmerzen führen kann. Außerdem kommt es zur Blockierung des Organismus und diese ist das Gegenteil dessen, was man erreichen will.

Es ist also notwendig, daß man sich vor Inbetriebnahme solcher Geräte davon überzeugt, daß alle Hebel auf Null stehen. Erst nach dem Einschalten werden die einzelnen Parameter langsam und der Reihe nach erhöht, und zwar nur so lange, wie man sie noch als angenehm empfindet. Ich möchte nicht sagen, daß man sie gerade noch nicht als schmerzhaft empfindet, sondern sie sollen angenehm und leicht erträglich sein. Steigt man mit der Dosierung irgendeines dieser drei Parameter über die Grenze hinauf, so ist das weder günstig, noch beschleunigt es den Heilungsverlauf. Also vorsichtig mit solchen Geräten, nur eine langsame Aufschaltung bringt den erwünschten Effekt.

Nur langsame Dosissteigerung bringt Heilungseffekt

Moxibustion

Mit der originalen chinesischen Bezeichnung für das Phänomen Akupunktur ist das Zeichen CHENN, das „stechen“ bedeutet und das Zeichen CHIU, das „brennen“ bedeutet, innig verbunden. In den alten Zeiten wurde Artemisiakraut auf die Haut aufgesetzt und angezündet; entweder auf der Haut selbst oder auf der Nadel, darüber wurde schon kurz gesprochen. Diese Methode ist heute für die Patienten nicht mehr akzeptabel. Deswegen hat die Industrie auf unsere Aufforderung hin Geräte hergestellt, die von einer Halogenlampe (also von einer stark und rasch Wärme spendenden Lampe), über einen Lichtleiter zu einem Ansatzstück eine Temperatur von etwa 50 °C befördern. An der Ansatzstelle befindet sich ein Fenster, das aus Saphir besteht. Der Saphir hat die Eigenschaft, überschüssige Wärme leicht in die Umgebung abgeben zu können und dient hier dem Zweck, Verbrennungen zu vermeiden. Geräte dieser Art gibt es vielfältige auf dem Markt. Sie kommen besonders bei chronischen Gelenkentzündungen und deren Folgen (Vergrößerung des Gelenkes, Schwellungen, Ödem, etc.) zum Einsatz. In solchen Belangen verwenden wir diese Apparate, die man original übersetzt auch **Moxibustion** oder kurz *Moxa* nennt.

Ohrakupunktur

Es gibt natürlich auch eine Reihe anderer Sonderformen der Akupunktur; eine wurde schon erwähnt, nämlich die Schädelakupunktur etwa bei Lähmungserscheinungen. Dafür haben wir gute und richtige Unterlagen. Eine andere Methode, die sich sehr durchgesetzt hat, ist die sogenannte Ohrakupunktur, oder **Aurikulotherapie**. Hier gilt, daß die Ohrmuschel anstelle des Körpers verwendet wird. Die Berechtigung dafür wird daraus abgeleitet, daß der größte Teil der Ohrmuschel vom *Nervus trigeminus* innerviert wird, welcher in seiner Basis und seiner Umgebung Kerne besitzt, die auf viele körperliche Vorgänge Einfluß nehmen können. Es wird angenommen, daß die Ohrmuschel in etwa einem auf dem Kopf stehenden Embryo entspricht, d.h. also, daß der Kopf usw. etwa in der Gegend des Ohrläppchens, die Beine und Arme besonders im Bereiche der oberen Ohrmuschel ihre Entsprechung haben. Die Ohrakupunktur zeigt oft sehr rasche, ja sogar frappierende Wirkungen, aber diese halten im allgemeinen nicht sehr lange an. Wir verwenden sie also bei akuten Fällen besonders gerne, aber wir würden doch glauben, daß sie der Körperakupunktur ein wenig unter-

Übereinstimmungen zwischen Ohrmuschelform und der eines auf dem Kopf stehenden Embryos

legen ist. In der Kombination beider Methoden hingegen, besonders bei akuten Fällen, scheint eine optimale Wirkung möglich zu sein.

Sitz der Dauernadel und mögliche Infektion beachten

Im Rahmen der Ohrakupunktur muß man natürlich über die sog. Ohrdauernadeln sprechen. Zu diesen Dauernadeln möchte ich einen Warnruf abgeben: Man sollte sie nur einem Patienten reichen, bei dem man überzeugt ist, daß er mit Verstand, aber auch mit Pflege vorgeht, d.h. er muß täglich ein- bis zweimal den Sitz der Dauernadel überprüfen und auf eine evtl. beginnende Infektion achten. Durch das Verweilen der Nadel besteht praktisch eine sehr kleine offene Wunde, in die Keime eindringen können. Wenn man das im Auge behält und im Zweifelsfall sofort den Arzt aufsucht, dann ist gegen diese Form nichts einzuwenden. Es hat allerdings schon Fälle gegeben, bei denen Patienten sich nicht um Sitz und auffällige Infektionen gekümmert haben und dann nach einiger Zeit für diese Nachlässigkeit mit dem Verlust der Ohrmuschel bezahlen mußten.

Sonderformen der Akupunktur

Es gibt noch eine Reihe anderer Methoden. In der jüngsten Zeit ist eigentlich kaum eine Körperstelle von der Akupunktur verschont geblieben, z.B. die Handfläche, die Fußfläche, die Nase außen und innen, ja sogar in der Vagina hat man sich mit Nadeln etabliert. Ich halte diese Dinge für Auswüchse. Die von uns geprüften „neuen“ Methoden haben weder bessere, noch spezifische Erfolge zeigen können, und wir halten sie daher für nicht zweckmäßig.

Elektroakupunktur nach Voll

Besonders im deutschen Sprachraum, aber zunehmend auch in Amerika, gibt es eine Methode, die als **Elektroakupunktur nach Voll** bezeichnet wird. Hierbei handelt es sich um eine Messung an den Enden der sogenannten Meridiane, also der

Verbindungslinien zwischen den einzelnen Punkten an den Finger- bzw. Zehenspitzen. Wir haben in einzelnen Versuchen Erfolge festgestellt und wenn die Methode sich darauf beschränkt hätte, wäre sie sicher gut und empfehlenswert gewesen. Inzwischen hat man das aber erweitert, wie leider oft in der Medizin, und mißt nun heute z.B. Phiolen, in denen zumeist homöopathische Lösungen aufbewahrt sind, gegen ein Instrument, das eine willkürliche Zeigereinteilung hat. Wenn der Zeiger auf 50 stehen bleibt, dann ist man gesund, im anderen Fall wird man elektrisch ent- bzw. geladen. Ich halte diese Methode nicht für günstig und bin wirklich nicht der einzige, der das sagt. Anscheinend liegt hier eine Verwechslung zwischen dem alten chinesischen Begriff Energie, der furchtbar schlecht ins Deutsche übersetzt wurde, und der sogenannten elektrischen Energie vor. Man glaubt also, daß man mit dieser Methode dem Patienten auf elektrischem Wege irgendeinen Ausgleich zuführen könne. Das ist mit Sicherheit nicht der Fall und ich glaube, ich mache keinen Fehler, wenn ich diese Methode nicht unbedingt empfehle. Der einzige Vorteil, den ich sehe, ist, daß die durchaus segensreichen Wirkungen der Homöopathie zum Tragen kommen können, sofern der Arzt entsprechend geübt ist und sich in der Homöopathie und in der Personalauffassung des Patienten gut auskennt. Dann wirft sich allerdings die Frage auf, weswegen er diesen Apparat eigentlich braucht. Aber in der heutigen Zeit liebt man Apparate und es gibt sehr viele dieser Art.

Verbreitete Skepsis gegenüber dieser Methode

Magnetfolien

Ich habe Ihnen hier nur eine unvollständige Liste der sich auf dem Markt befindlichen Geräte gegeben. Außerdem gibt es Ultraschallgeräte, die also Ultraschall auf Punkte anbringen, es gibt Kryo-Elemente, die Kälte auf Punkte aufbringen und es gibt noch sehr viel mehr, auf das wir hier im einzelnen nicht eingehen wollen.

Eine einzige Form möchte ich noch erwähnen, die auch an unserem Institut gründlich getestet wurde. Es handelt sich hierbei um Magnetfelder. Man hat am Anfang kleine Feldmagnete verwendet, die auf Punkte mittels Heftpflaster aufgeklebt wurden und die bei bestimmten Erscheinungen länger dauernde Effekte gezeigt haben. Man hat später, nachdem es oft vorgekommen ist, daß diese Feldmagneten aus der Hülle des Pflasters herausgerutscht sind, sich dann unter Umständen verkehrt oder in einer anderen Polarisierung auf dem Punkt befunden haben, Magnetfelder in Form von Platten erzeugt, die sehr einfach aufzukleben sind. Wir haben diese Dinge in einem Großversuch an unserem Institut sehr genau getestet und wir konnten sagen, daß diese Magnetfelder bei einigen Erkrankungen recht gute Wirkungen erbringen konnten; so besonders bei Schwellungen, Gelenkbeschwerden unspezifischer Art mit starker Schwellung der Gelenke usw. Ferner konnte man sehen, daß man bei Narbenkeloiden, das sind stark vergrößerte Narben, die oft in einem sehr häßlichen Rotton figurieren und sich deutlich über die übrige Haut erheben, mit Hilfe solcher Magnetplatten eine deutliche Besserung erzielen konnte.

Erfolge bei Schwellungen, Gelenkbeschwerden und vergrößerten Narben

Es handelte sich um die bereits erwähnten Magnetfolien, die je nach Hautverträglichkeit für sieben bis zehn Tage aufgeklebt werden, dann läßt man die Haut einige Tage ausruhen, und im Bedarfsfall verwendet man neuerlich eine solche Folie. Darüber gibt es Arbeiten und fundierte Untersuchungen; diese Methode kann man mit der Einschränkung ihrer Verwendungsfähigkeit ohne weiteres empfehlen.

Über andere Methoden, z.B. „Pflaumenblütennadeln“, die Behandlung mittels eines Hämmerchens mit vielen kleinen Nadeln, die besonders bei Kindern verwendet wurde, ist nicht sehr viel zu berichten. Diese Methoden sind, aufgrund der Tatsache, daß man solche Hämmerchen – meist aus Plastik gefertigt – nicht absolut sterilisieren kann, heute praktisch verschwunden.

Ausblick

Ich habe versucht, in Kürze und weitestgehend in der Sprache des Patienten, Akupunktur, ihre wesentlichen Formen, Reaktionen darauf und vor allem auch ihre Möglichkeiten bei der Behandlung diverser Krankheiten aufzuzeigen, wobei dieses Büchlein keinerlei Vorbehalt auf Vollständigkeit in sich birgt. Man könnte natürlich in diesem Bereich viel weiter gehen und noch viele Krankheiten anführen.

Wenn Sie nun dieses Buch gelesen haben, so hoffe ich, daß Sie einen Eindruck von Akupunktur bekommen haben, darüber, was sie kann und was sie nicht kann. Es ist heute so oft die Rede von mündigen Patienten, aber um mündig zu sein, muß man auch gewisse Kenntnisse in einer Materie haben. Es genügt nicht, daß man ohne entsprechende Vorbildung dazu Stellung nimmt. Nun ist es leider so, daß viele Ärzte nicht ausreichend Zeit haben, jedem Patienten die Vorgehensweise der Akupunktur für seinen Fall genau zu erklären, weil er ja sehr weit ausholen müßte, wie Sie diesen Ausführungen unschwer entnehmen können.

Kein mündiger Patient ohne gewisse Kenntnisse

Nun, nach der Lektüre dieses Buches sieht Akupunktur in der praktischen Anwendung vielleicht für den mündigen Patienten etwas anders aus. Er kann gezielt fragen, und er weiß in etwa, was man bei ihm vorhat, wie man vorgehen will, was man erzielen will und vor allem, was man erzielen kann oder könnte. Eine Lektüre vor einem Arztbesuch kann also sehr hilfreich sein. Es ist absichtlich nicht als eine Art Handbuch gehalten worden mit genauen Inhaltsverzeichnissen, Hinweisen, seitlichen Auswürfen oder ähnlichem, sondern es ist eigentlich gedacht als Lektüre, die man langsam oder sogar öfter einmal durchliest und dabei ganz allmählich ein Bild von dem bekommt, was eigentlich so im Körper, aber auch außerhalb desselben, bei Akupunktur vorgeht. Vielleicht kommen wir dann zu einem wunderschönen Schluß dahingehend, daß man auch als

Kenntnisse hilfreich über Wirkungsweise und Heilungschancen der Akupunkturbehandlung

Patient erkennen kann, wo Akupunktur allein, wo Akupunktur im Zusammenhang mit anderen medizinischen Methoden, oder wo sie keinen Platz in der Behandlung hat.

Wenn man das erzielt hat und wenn man von vorne herein weiß, wann man sich vertrauensvoll an einen guten Akupunkteur wenden kann, dann hat das Buch seinen Zweck erfüllt.

Wir hoffen, daß Sie im Bedarfsfall, nach Kenntnis dieses Büchleins, bewußt aussuchen, wann, ob, wie und wo Sie Akupunktur haben möchten oder glauben, daß sie angezeigt ist.

Jeder gute Akupunkturarzt wird Ihnen aber in dem Fall, daß Akupunktur, entgegen Ihrer Meinung, hier nicht angezeigt ist, das laut und deutlich sagen. Das bringt das zustande, was eigentlich der schönste Schluß für dieses Buch wäre, die Wiederherstellung eines Vertrauensverhältnisses zwischen Patient und Arzt. Ich glaube, dem ist nichts hinzuzufügen.

Danksagung

Ich möchte mich bei all denen bedanken, die am Entstehen dieses Buches teilgehabt haben. Es handelt sich hier vor allem um die große Menge der Patienten, die immer eine weitergehende Information haben wollten, als man ihnen für ihr spezielles Leiden in der Praxis geben konnte.

Es handelt sich aber auch um viele Kollegen, die gesagt haben: „Man kann doch nicht immer alles erklären, was in der Akupunktur ist, das nimmt sehr viel Zeit in Anspruch, und man weiß auch nicht, wie schnell und wie weit es der Patient, der ja üblicherweise keine medizinische Ausbildung hat, verstehen kann." Ich möchte diesen beiden Gruppen sehr danken.

Mein Dank gilt auch meiner Frau, die mich nicht nur in meinem Werdegang in der Akupunktur auf das Wesentlichste unterstützt hat, die mir immer Mut gemacht hat, auch in schwierigen Situationen weiterzumachen und die auch durch ihre Kritik und ihren Rat nicht nur zu diesem, sondern auch zu manchem anderen Schriftsatz, den ich in meinem Leben verfaßt habe, ganz wesentlich beigetragen hat.

Sehr danken möchte ich auch Herrn Manfred Richart, der dieses Büchlein vom Tonband geschrieben hat und sich bemüht hat, möglichst wenige oder gar keine Fehler zu machen, ebenso Frau Balluch für die Einfügung der Korrekturen.

Ich danke dem Verlag für die Ausstattung, und ich danke Ihnen, die Sie dieses Buch einmal in Händen halten werden, für Ihr Interesse.

Wien, im Juni 1998

Prof. Dr. Johannes Bischko

Leiter des Ludwig Boltzmann Institutes
für Akupunktur, Wien

Glossar

A

Akne juvenilis: meist während der Pubertät auftretender Hautausschlag, hervorgerufen durch Verstopfung der Talgdrüsen der Haut

Akupunkturanalgesie: Aufhebung des Schmerzempfindens durch Akupunktur

akutisieren: plötzlich und sehr heftig auftreten

Analgetika: schmerzstillende Mittel

Arndt-Schulzesche Regel: biologisches Grundgesetz, wonach kleine Reize fördern, große hemmen und größte lähmen

Arterien: Blutgefäße, die das Blut vom Herzen wegführen

Asthma bronchiale: Lungenasthma

atonisch: auf erschlafften Muskeln beruhend

Aurikulotherapie: Ohr-Akupunktur

B

Blepharospasmus: Krämpfe des Augenlides, die bis zur Lähmung des Lides führen können

C

Chorioiditis: Aderhautentzündung am Auge

chronisch: Gegenteil von akut; langsam verlaufend und langandauernd

Claudicatio intermittens: anfallsweises Hinken

Colitis: Schleimhautentzündung des Dickdarms

Colitis ulcerosa: Entzündung des Dickdarms mit geschwürartiger Darmwandstörung

Colon irritabile: hartnäckige Reizung des Dickdarms

Corticoide: cortisonähnliche Substanzen

Cortison: aus der Nebennierenrinde gewonnenes Hormon, therapeutisch eingesetzt vor allem bei Allergien, Entzündungen, Krebs, etc.; hat zahlreiche unerwünschte Nebenwirkungen

D

determinierte Krankheit: genau bestimmtes, abgegrenztes Krankheitsbild

Diarrhoe: Durchfall

Diode: Zweipolröhre, dient vor allem der Gleichrichtung von Wechselstrom

Drastica: stark wirksame Abführmittel

E

Ekzem: meist juckende, in Schüben auftretende, flächenhafte Entzündung der Haut

Elektrode: metallischer Kontakt, der den Übergang vom elektrischen Ladungsträger zum anderen Leitermaterial herstellt

Emphysem: Lungenblähung

endogene Depression: scheinbar organisch bedingte Depression, ohne äußeres Motiv

Endorphine/Enkephaline: Neurotransmittersubstanzen; vermitteln Reizweiterleitung zwischen den Nervenzellen

Enteritis: Entzündung des Dünndarms

Exkursion des Zwerchfells: atemabhängige Auf- und Abbewegung des Zwerchfells

Extremitäten: Gliedmaßen

F

Frigidität: geschlechtliche Kälte der Frau

G

Gastritis: Magenkatarrh, Entzündungen der Magenschleimhaut

Gastroskopie: Magenspiegelung, Untersuchung des Magens

H

Herpes zoster: Gürtelrose, schmerzhafte Nervenentzündung

Homöopathie: Heilverfahren, bei dem Krankheiten mit niedrigst dosierten Medikamenten behandelt werden, welche beim Gesunden in höherer Dosis gegeben, eben dieses Krankheitsbild hervorrufen würden

Hypertonie: Bluthochdruck
Hypotonie: niedriger Blutdruck

I

Indikation: zwingender Grund zur Anwendung eines bestimmten Heilverfahrens; Kennzeichen: Heilungserfolge
indiziert: angebracht
irreversibel: nicht rückgängig zu machen
Irritation: Störung, Reizung

L

Laser: gebündeltes Licht mit gleicher Wellenlänge
Logopädie: Spracherziehung von Sprachkranken und -gestörten
Lumbago: Hexenschuß, Kreuzschmerz

M

Medikation: Arzneiverordnung
Ménière'sche Krankheit: gekennzeichnet durch Schwerhörigkeit, Drehschwindelanfälle, Ohrensausen usw.
Migräne: anfallsweise, meist halbseitig auftretende Kopfschmerzen, oft verbunden mit Brechreiz usw.
Modalitäten: auslösende Faktoren, äußere Umstände
Moxibustion, Moxa: Stimulation eines Punktes mittels Hitzeeinwirkung; früher durch Verbrennen von Artemisiakraut, heute durch spezielle, mit Halogenlampen ausgerüstete Geräte

N

Narbenkeloid: wulstig hervortretende, rötliche Narbenwucherung
Nervus facialis: Gesichtsnerv
Nervus trigeminus: Gesichtsnerv mit drei Ästen

O

Obstipation: Verstopfung

Ödem: Schwellung infolge Ansammlung wässriger Flüssigkeit im Gewebe

P

Parameter: eine für einen Gesamtzustand charakteristische Größe

Parese: Lähmung

passagär: vorübergehend

Peripherie: Äußere Körperpartien

Phiolen: besonders in der Chemie verwendete bauchige Glasgefäße

postoperativ: nach einer Operation

Provenienz: Herkunft

psychische Labilität: schwankendes, leicht störbares inneres Gleichgewicht

R

Rezeptoren: Aufnahmeorgan für Sinnesreize

S

Schizophrenie: psychisches Krankheitsbild ungeklärter Ursache, gekennzeichnet durch Spaltung des Denkens, Fühlens und Erlebens; Wahnvorstellungen

Sekundärinfektion: Folgeentzündung

Sensation: Empfindung, Gefühl

Singultus: Schluckauf

skandierende Sprechweise: rhythmisch abgehacktes Sprechen

spastisch: krampfartig

Spermien: männliche Samenzellen

Stimulation: Reizung

T

Trigeminusneuralgie: heftige Schmerzattacken in jenem Bereich des Gesichts, der vom Trigeminusnerv versorgt wird

U

Ulceration: Geschwürbildung

Ulcus duodeni: Zwölffingerdarmgeschwür

Ulcus ventriculi: Magengeschwür

unhonett: unehrenhaft, wenig ehrsam

V

Vagina: weibliche Scheide

Varizen: Krampfadern

vegetatives Nervensystem: regelt die wesentlichen menschlichen Lebensfunktionen, funktioniert unabhängig von Willen und Bewußtsein des Menschen

Venen: Blutgefäße, die das Blut zum Herzen führen

verifizieren: als wahr erweisen, bestätigen

Z

Zahnextraktion: Zahnziehen

Anmerkung:

Von einer Bibliographie wurde bewußt Abstand genommen, da es sich um reine Fachschriften handelt, deren Autoren zitiert wurden.